Das Laufbuch
für Faulenzerinnen

Erstmals erschienen 2013
unter dem Titel *Le cahier running des paresseuses*
bei Hachette Livre (Marabout)

3., durchgesehene Neuauflage

© 2015, 2019, 2021 der deutschen Ausgabe:
Copress Verlag in der
Stiebner Verlag GmbH
Hirtenweg 8b
D-82031 Grünwald
www.copress.de

Übersetzung aus dem Französischen: Annika Wisniewski
Redaktion: Julia Niehaus, Berlin
Satz: Dirk Brauns, Berlin

Alle Rechte vorbehalten. Dieses Buch darf nur nach vorheriger
schriftlicher Zustimmung des Copyright-Inhabers vollständig
bzw. teilweise vervielfältigt, in einem Datenerfassungssystem
gespeichert oder mit elektronischen bzw. mechanischen Hilfsmitteln,
Fotokopierern oder Aufzeichnungsgeräten bzw. anderweitig
weiterverbreitet werden.

Bibliografische Information der Deutschen Nationalbibliothek
Die Deutsche Nationalbibliothek verzeichnet diese Publikation
in der Deutschen Nationalbibliografie; detaillierte bibliografische
Daten sind im Internet über http://dnb.d-nb.de abrufbar.

ISBN 978-3-7679-1192-5

Printed in the EU

Grafikdesign: Noémie Levain

Marie Poirier
Soledad Bravi

Das Laufbuch für Faulenzerinnen

EIN 4-WÖCHIGES LAUFPROGRAMM
Tipps • Tricks • Übungen

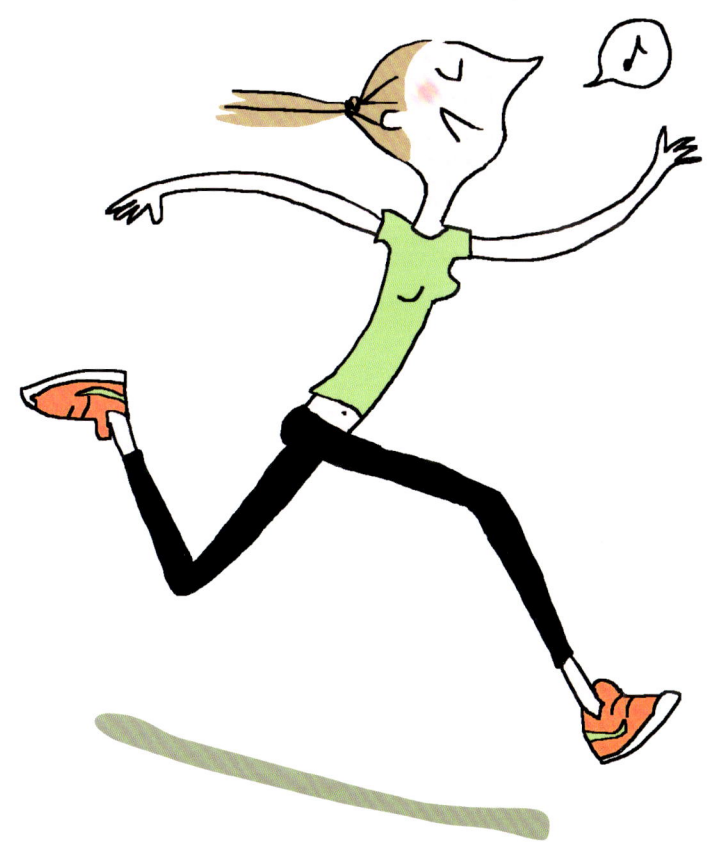

COPRESS

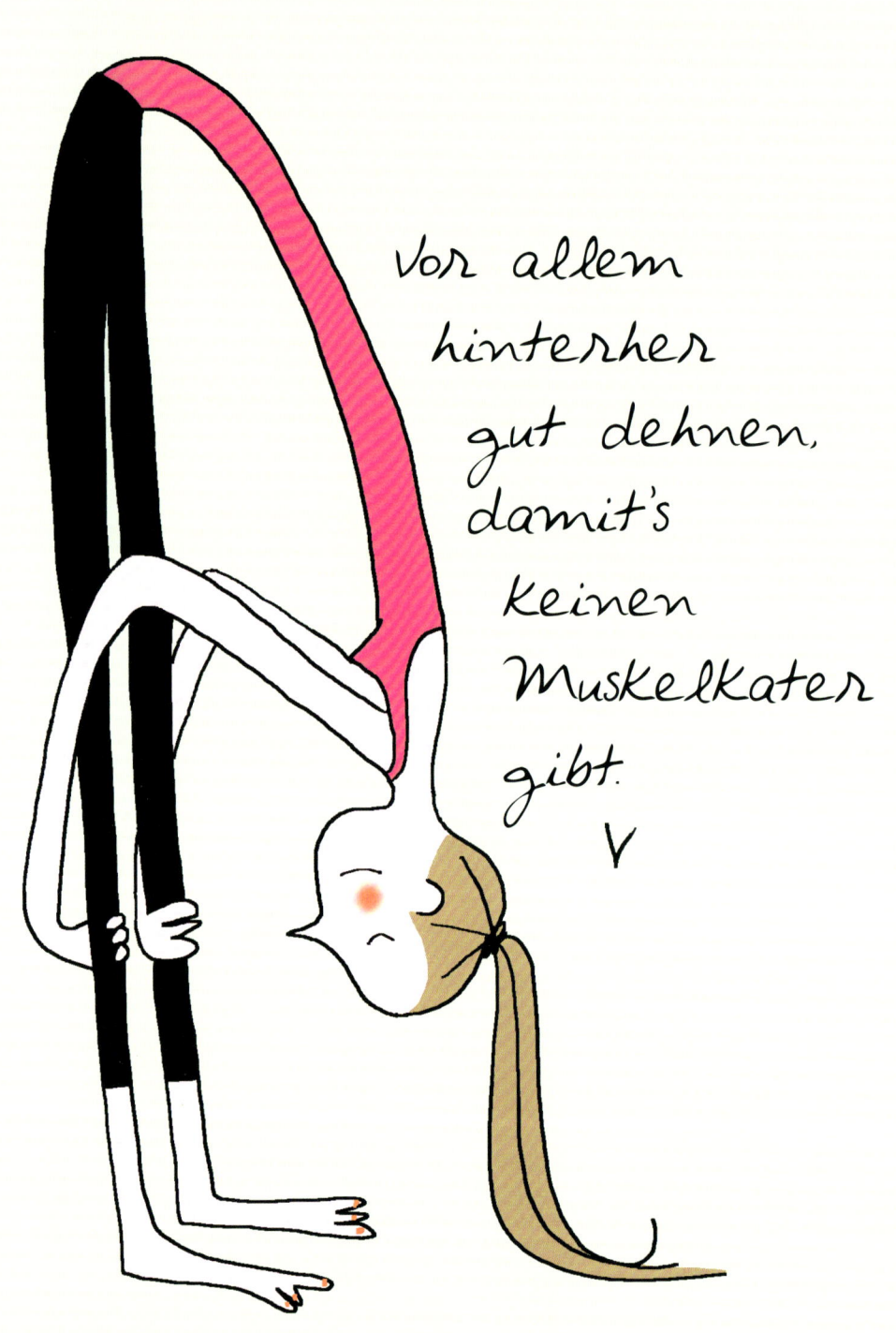

Inhalt

EINLEITUNG 6

WOCHE 1 8
Oder wie Sie ein scheinbar fernes Ziel erreichen:
20 Minuten laufen …

WOCHE 2 38
Oder wie Sie die Läuferin in sich entdecken:
35 Minuten laufen

WOCHE 3 68
Oder wie Sie zur Laufkönigin aufsteigen:
45 Minuten laufen

WOCHE 4 98
Oder wie Sie beweisen, dass Sie eine Granate sind:
eine Stunde laufen!

Einleitung

Laufen? Das ist leicht zu praktizieren, macht rundum fit und verbrennt effektiv Kalorien … Der Sport, den alle lieben. Und das ist nicht bloß Geschwätz! Um mit dem Laufen anzufangen, braucht man nicht viel. Es genügt, wenn Sie sich einen Ruck geben, die Rolle der verwöhnten Prinzessin ablegen und eisern unser spezielles Faulenzerinnen-Programm befolgen. Ein 28-Tage-Plan mit Trainingseinheiten (anfangs abwechselnd Gehen und Laufen, später nur noch Laufen) und Fitnessübungen (vor der Trainingseinheit durchzuführen oder an Tagen, an denen keine Laufeinheit auf dem Programm steht). Dazu viele gute Ratschläge, wie man richtig läuft, Muskeln aufbaut und sich eine Siegerinnenmentalität zulegt. Kurz, vier Wochen, um endlich den Hintern hochzukriegen und eine echte Läuferin zu werden. Doch, doch, das funktioniert! Großes Ehrenwort!

Bevor Sie beginnen, gibt's einen kleinen Test, der Ihnen verrät, was für ein Typ von Anfängerin Sie sind.

1. Das letzte Mal, dass Sie Sport getrieben haben, war vor
   a. 15 Jahren **b.** 5 Jahren **c.** 2 Monaten

2. Die letzte Sportart, die Sie ausgeübt haben, war
   a. Tennis **b.** Schwimmen **c.** Afrikanischer Tanz

3. Sie wollen laufen, um
   a. abzunehmen **b.** länger zu leben **c.** topfit zu sein

4. Wie viel Zeit können Sie dafür opfern?
   a. 1 Stunde am Tag **b.** 1 Stunde in der Woche **c.** 1 Stunde im Monat

5. Wie schätzen Sie Ihre Erfolgschancen ein?
   a. 10 % **b.** 50 % **c.** 100 %

➜ Ihre Antworten geben Ihnen eine Vorstellung von Ihrem sportlichen Profil und Ihren Chancen, Ihr Ziel zu erreichen. Die ideale Anfängerin hätte der Reihenfolge nach c), b), c), a), c) angekreuzt. Aber das Tolle ist: Jede kann erfolgreich sein, unabhängig von ihrer Vergangenheit und ihrer Motivation … Vorausgesetzt, Sie halten sich genau an unser Programm!

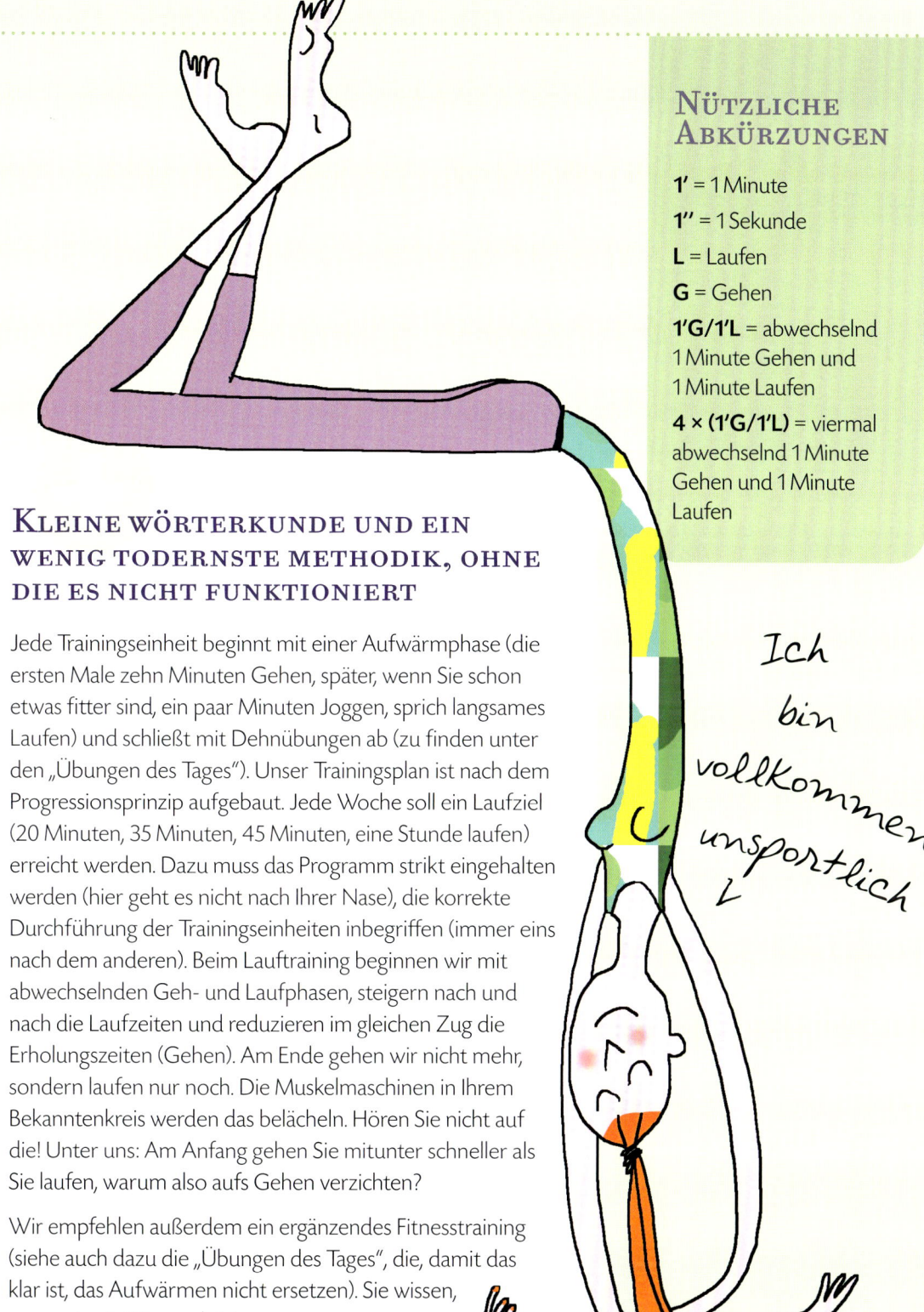

NÜTZLICHE ABKÜRZUNGEN

1′ = 1 Minute

1″ = 1 Sekunde

L = Laufen

G = Gehen

1′G/1′L = abwechselnd 1 Minute Gehen und 1 Minute Laufen

4 × (1′G/1′L) = viermal abwechselnd 1 Minute Gehen und 1 Minute Laufen

Ich bin vollkommen unsportlich

KLEINE WÖRTERKUNDE UND EIN WENIG TODERNSTE METHODIK, OHNE DIE ES NICHT FUNKTIONIERT

Jede Trainingseinheit beginnt mit einer Aufwärmphase (die ersten Male zehn Minuten Gehen, später, wenn Sie schon etwas fitter sind, ein paar Minuten Joggen, sprich langsames Laufen) und schließt mit Dehnübungen ab (zu finden unter den „Übungen des Tages"). Unser Trainingsplan ist nach dem Progressionsprinzip aufgebaut. Jede Woche soll ein Laufziel (20 Minuten, 35 Minuten, 45 Minuten, eine Stunde laufen) erreicht werden. Dazu muss das Programm strikt eingehalten werden (hier geht es nicht nach Ihrer Nase), die korrekte Durchführung der Trainingseinheiten inbegriffen (immer eins nach dem anderen). Beim Lauftraining beginnen wir mit abwechselnden Geh- und Laufphasen, steigern nach und nach die Laufzeiten und reduzieren im gleichen Zug die Erholungszeiten (Gehen). Am Ende gehen wir nicht mehr, sondern laufen nur noch. Die Muskelmaschinen in Ihrem Bekanntenkreis werden das belächeln. Hören Sie nicht auf die! Unter uns: Am Anfang gehen Sie mitunter schneller als Sie laufen, warum also aufs Gehen verzichten?

Wir empfehlen außerdem ein ergänzendes Fitnesstraining (siehe auch dazu die „Übungen des Tages", die, damit das klar ist, das Aufwärmen nicht ersetzen). Sie wissen, was zu tun ist? Los geht's!

20 Minuten?
20 lange Minuten?

Bist du sicher?

WOCHE 1

Oder wie Sie ein scheinbar fernes Ziel erreichen: 20 Minuten laufen …

Tag 1

WOCHE 1

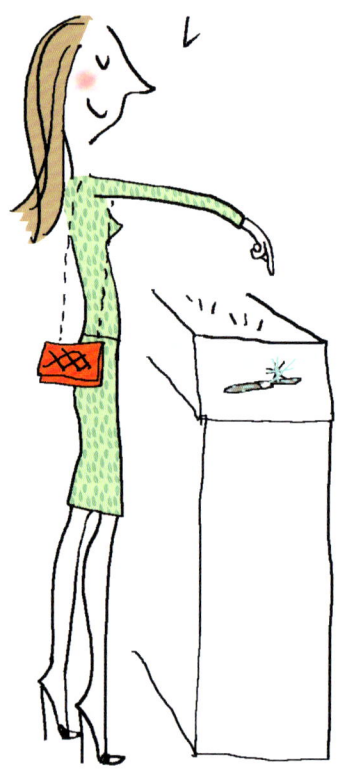

Ich brauche eine Laufuhr ... kann ich die mit den kleinen Diamanten mal sehen?

Laufen, die ideale Sportart für eine Faulenzerin? Aber jaaaaa! Alle Welt kann laufen lernen, sogar Sie. Vorausgesetzt, Sie befolgen sämtliche Ratschläge, mit denen wir Sie anleiten und langsam vorwärts bringen wollen. Wenn Sie sich 28 Tage lang an die Spielregeln halten, werden Sie am Ende in der Lage sein, eine Stunde ohne Unterbrechung zu laufen. Könnte die Mühe wert sein, oder?

Trainingseinheit des Tages

Das Schwierigste am Laufsport ist, damit anzufangen. Kramen Sie Ihren Kampfanzug aus den Tiefen des Kleiderschranks hervor und wählen Sie den Ort der Folter. Beginnen Sie mit lockerem Gehen, um sich aufzuwärmen. Zuerst langsam, dann schneller, die Arme ziehen mit. Bringen Sie Ihren Körper auf Trab und atmen Sie bewusst. Nach zehn Minuten nehmen Sie die Beine ein wenig höher und traben schon. Für die erste Laufeinheit genügen vier Runden abwechselnd 1 Minute Laufen und 1 Minute Erholung in Form von Gehen. Es geht darum, wenig zu machen (na ja, viel ist es wirklich nicht), aber das gut und richtig. Und vor allem darum, den Körper an das Laufen zu gewöhnen. Denken Sie immer daran, kräftig auszuatmen. Sie wollen schließlich nicht mit dem Apnoe-Tauchrekordler Jacques Mayol konkurrieren (in *Im Rausch der Tiefe* gespielt von dem schönen Jean-Marc Barr), sondern den Atem möglichst ruhig fließen lassen.

Kann sein, dass die Sache etwa in Runde drei zur Quälerei wird. Das Herz rast, die Beine sind steif und sogar die Arme tun weh (Das hätten Sie nicht erwartet, stimmt's?).

Seien Sie unbesorgt und motivieren Sie sich für die letzte Etappe. Laufen Sie langsamer. Auch wenn Sie am Schluss nur mehr kriechen – was zählt, ist, die Einheit abzuschließen, ohne stehen zu bleiben, und die anschließende Auslaufphase bewusst zu nutzen. Ganz wichtig: Nehmen Sie sich zehn Minuten Zeit, um Ihre Frisur zurechtzurücken, nicht mehr wie ein Heizkessel zu schnaufen, und vor allem, um sich zu gratulieren. Der Anfang ist gemacht. Bravo! Super, Sie haben Ihre erste Trainingseinheit absolviert.

❗ Nur so eine Idee
Das erste Mal will gut vorbereitet sein

Gar nicht so einfach, ein Zeitfenster fürs Laufen zu finden. Nehmen Sie sich selbst die Entscheidung ab, und legen Sie für Ihre erste Trainingseinheit einen Termin fest, den sie wie ein wichtiges Ereignis im Kalender eintragen, das Sie nicht verpassen dürfen. Wir raten dazu, an einem Montag zu beginnen, da unser Trainingsplan in Wochen-Blöcke eingeteilt ist. Die Uhrzeit, zu der Sie sich am besten fühlen, und den Ort, der Sie am meisten lockt (Park, Wald, Stadion), können nur Sie selbst bestimmen. Achten Sie bei der Wahl auf eine flache Strecke, damit der erste Lauf nicht zur Everest-Besteigung wird!

Zahlen-memo

- **Dauer**
(im Kalender eintragen)
28 Minuten
(Aufwärmen, Laufen, Auslaufphase eingeschlossen)

- **Zauberformel**
(auf einen Zettel schreiben und in die Hosentasche stecken)
10'G + (4 × 1'L/1'G) + 10'G

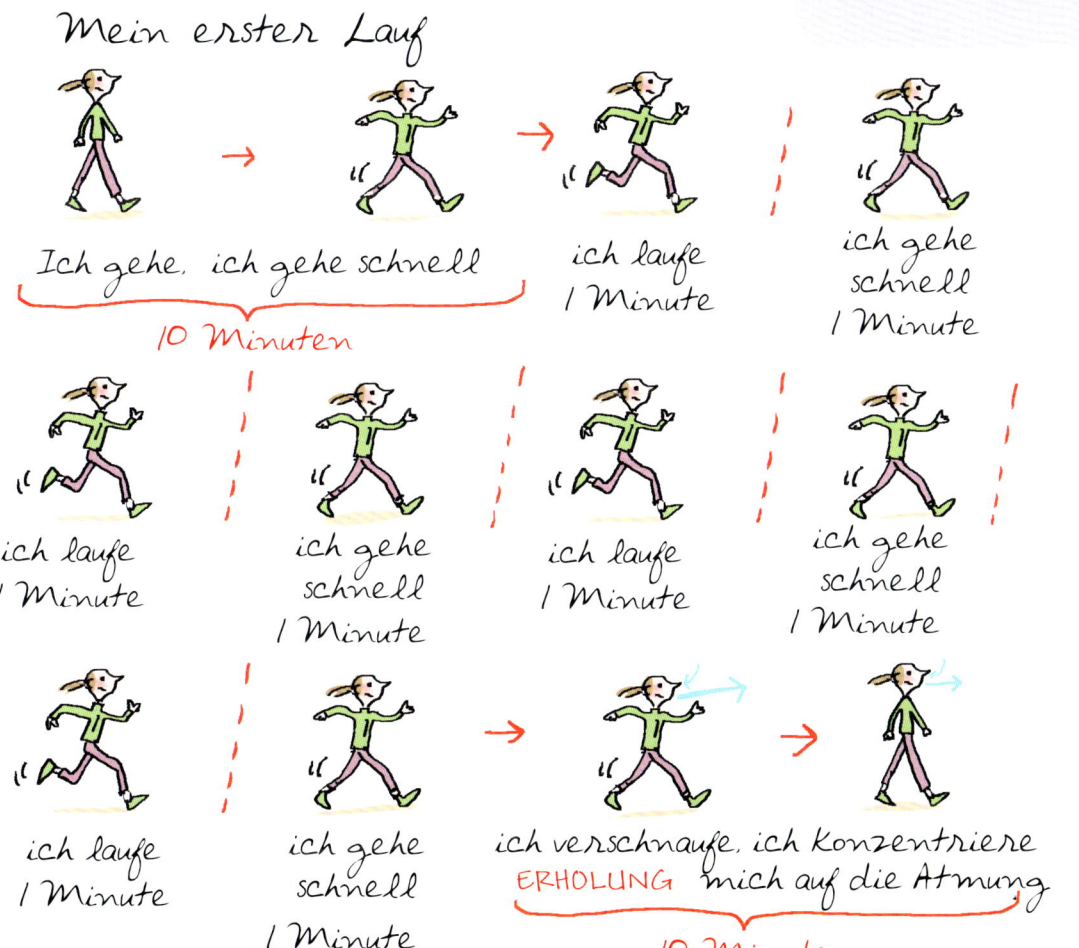

Tag 1 Woche 1

> *Ich mache mir Mut, bevor ich anfange.*
> ∨

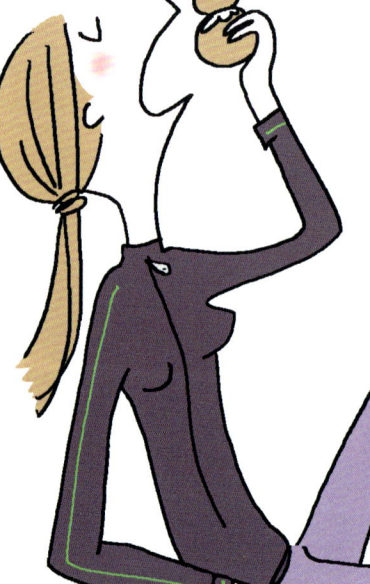

→ **DAS ZEUG ZUM ERFOLG
EIN RAT ZUR BEKLEIDUNG**

Fünf Tipps für den Laufschuh-Kauf

1. Vergessen Sie alle Sportschuhe, die nicht speziell fürs Laufen gemacht sind. Die Converse aus der Jugendzeit bleiben genauso im Schrank wie die YSL Sneakers.

2. Gehen Sie in ein Sportgeschäft oder zu einem Fachhändler, der sich auf Laufsport spezialisiert hat. Verkäufer, die selbst Läufer sind, können Sie am besten beraten. Wenn ein Laufband da ist, unbedingt einen Testlauf machen.

3. Setzen Sie auf Komfort statt auf Optik. Die Schuhe müssen passen und rundum bequem sein, das ist die Grundlage für Ihre Entscheidung. Vergewissern Sie sich, dass es keine Nähte oder sonst irgendwelche Teile am Schuh gibt, die stören könnten.

4. Wählen Sie die richtige Größe. Ihr Laufschuh sollte gut eine Nummer größer sein als Ihr Straßenschuh. Die Schuhe dürfen auf keinen Fall zu eng sein, weil die Füße beim Laufen anschwellen. Bei Schuhen, in denen sich die Füße schon beim Anziehen nicht bewegen und beugen können, werden Sie wahrscheinlich bereits beim ersten Lauf Blasen bekommen. Machen Sie den Test: Zwischen Ferse und Schuh sollte ein Finger passen.

5. Der Schuh muss Ihren Bedürfnissen entsprechen. Auf die Fußform kommt es an. Schauen Sie nach, wie Sie Ihre Straßenschuhe belasten. Sind die Sohlen innen abgelaufen, benötigen Sie einen pronationsgestützten, im umgekehrten Fall einen supinationsgestützten Schuh. Ist der Fußaufsatz gleichmäßig, ist eine neutrale Passform angebracht. Auch Ihre Größe, Ihr Gewicht sowie der überwiegende Einsatzbereich (Asphalt oder Gelände) spielen eine Rolle.

ÜBUNG DES TAGES
Waden dehnen

Ausgangsposition:
Stellen Sie sich mit dem Gesicht zur Wand, der Rücken ist gerade. Machen Sie einen Ausfallschritt (das vordere Bein ist leicht gebeugt, das hintere durchgestreckt). Schultern, Becken und Fußgelenk bilden eine Linie, das Körpergewicht liegt auf dem hinteren Bein.

Durchführung:
Mit leicht nach vorn gekipptem Becken und durchgestreckten Armen mit den Händen gegen die Wand drücken. Jetzt spüren Sie die Dehnung der Wadenmuskulatur.

Dauer & Zeitpunkt:
Jede Wade 20 bis 30 Sekunden dehnen. Am Ende jeder Trainingseinheit durchführen.

Ziel: Verhindert Muskelkater nach dem Laufen.

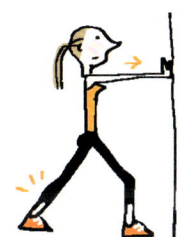

DIE RETTUNG!
Aufwärmen muss sein

Achten Sie darauf, sich vor jeder Trainingseinheit (oder später vor dem Wettkampf) gut aufzuwärmen. Dieser Einstieg ist eine unerlässliche Maßnahme, um Muskeln, Gelenke, Sehnen, Lunge und Herz auf die bevorstehende Belastung einzustellen. Verzichten Sie deshalb niemals auf die zehn Minuten Gehen (später Joggen), mit denen unser Training beginnt. In der kalten Jahreszeit kann die Aufwärmphase ruhig auf bis zu 20 Minuten ausgedehnt werden. Aufwärmen ist verbindlich und kein Luxus. Das Gegenteil ist der Fall: Diese Minuten sind ein Garant für Ihre Gesundheit und Ihren Trainingserfolg. Haben wir uns verstanden?

TRAININGSLOG

Ort

Wetter

Laufpartner

Laufzeit
Strecke km

Dehnübungen

Fitnessübungen

Gemütsverfassung

Schwierigkeiten

Zufriedenheit

Kalorien-Sünden

Tag 2
WOCHE 1

Tag zwei. Noch immer vor Energie strotzend und motiviert, führen Sie gewissenhaft die Trainingseinheit durch und folgen brav unseren Ratschlägen. Für eine aktive Passiv-Sportlerin gar nicht so leicht, aber das ist nun mal der Preis für den Erfolg im Laufsport. Sie sind nicht die Einzige, die nach Rezept trainiert … Bravissimo, Sie sind auf dem richtigen Weg!

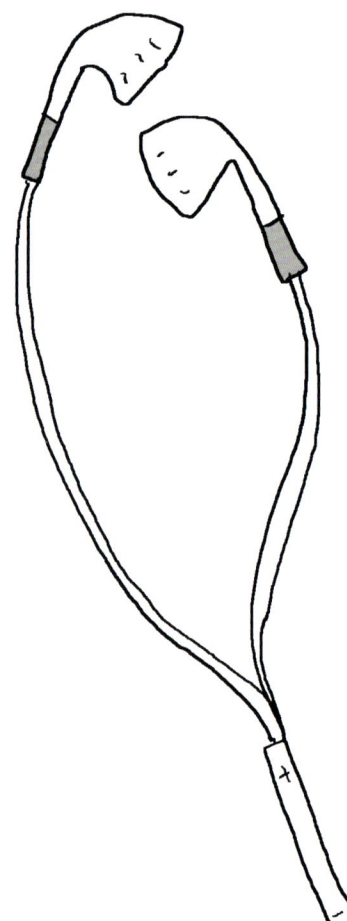

 ## *Trainingseinheit des Tages*

Die ersten Sekunden beim Gehen dienen dazu, den richtigen Rhythmus zu finden. Und zwar einen flotten, denn bloß, weil Sie Anfängerin sind, sind Sie ja keine Memme. Also, machen Sie große Schritte, ziehen Sie die Arme mit und machen Sie sich warm. Die erste Minute Laufen? Los geht's. Schon ist sie vorbei. Die einminütige Erholung kommt Ihnen völlig unnötig vor. Trotzdem: Geben Sie in der zweiten Runde nicht der Versuchung nach, zu beschleunigen, denn die Seelenverwandschaft mit Marie-José Pérec nimmt Ihnen niemand ab. Ihre Beine werden nicht so schnell vorankommen, wie Sie es gerne hätten, also versuchen Sie es nicht auf Teufel komm raus. Gehen Sie in der zweiten Minute Laufen sparsam mit Ihren Kräften um und führen Sie einfach Ihren Auftrag aus. Schon ist es wieder Zeit für Erholung. Gehen Sie 1 Minute. Laufen Sie wieder 1 Minute, diesmal ist es schon ein bisschen schwieriger. Die Gehphase hilft Ihnen jetzt, einen normalen Atemrhythmus wiederzufinden, Sie werden die Einheit schnell zum Abschluss bringen wollen. Vierte und schließlich die letzte Laufetappe. Gehen Sie an Ihre Reserven und versuchen Sie, nicht zusammenzusacken. Kein Hinterteil, das zu weit rausgestreckt ist, und kein Knie, das einknickt. Achten Sie so gut es geht auf Ihre Haltung. Es ist gleich geschafft. Nutzen Sie die abschließende Auslaufphase, um den Kopf klarzukriegen und die Trainingseinheit in Gedanken noch einmal durchzugehen. Ein großes Glas Wasser und ab unter die Dusche …

❗ NUR SO EINE IDEE

Was sollte ich mitnehmen, wenn ich laufen gehe?

Wenn Sie's drauf ankommen lassen wollen, gar nichts. Wenn Sie halbwegs vernünftig und organisiert sind, zwei oder drei Sachen. In der kleinen Tasche im Shirt oder in den Shorts verstauen Sie einen Fahrschein für die Rückfahrt mit den Öffentlichen, 2 Euro für einen Kaffee oder eine Flasche Wasser und die Wohnungsschlüssel. Am besten noch das Handy – zum Beispiel in einer Armtasche –, das ist alles.

ZAHLEN-MEMO

- **Dauer**
(im Kalender eintragen)
30 Minuten
(Aufwärmen, Laufen, Auslaufphase eingeschlossen)

- **Zauberformel**
(auf einen Zettel schreiben und in die Hosentasche stecken)
10'G + (5 × 1'L/1'G) + 10'G

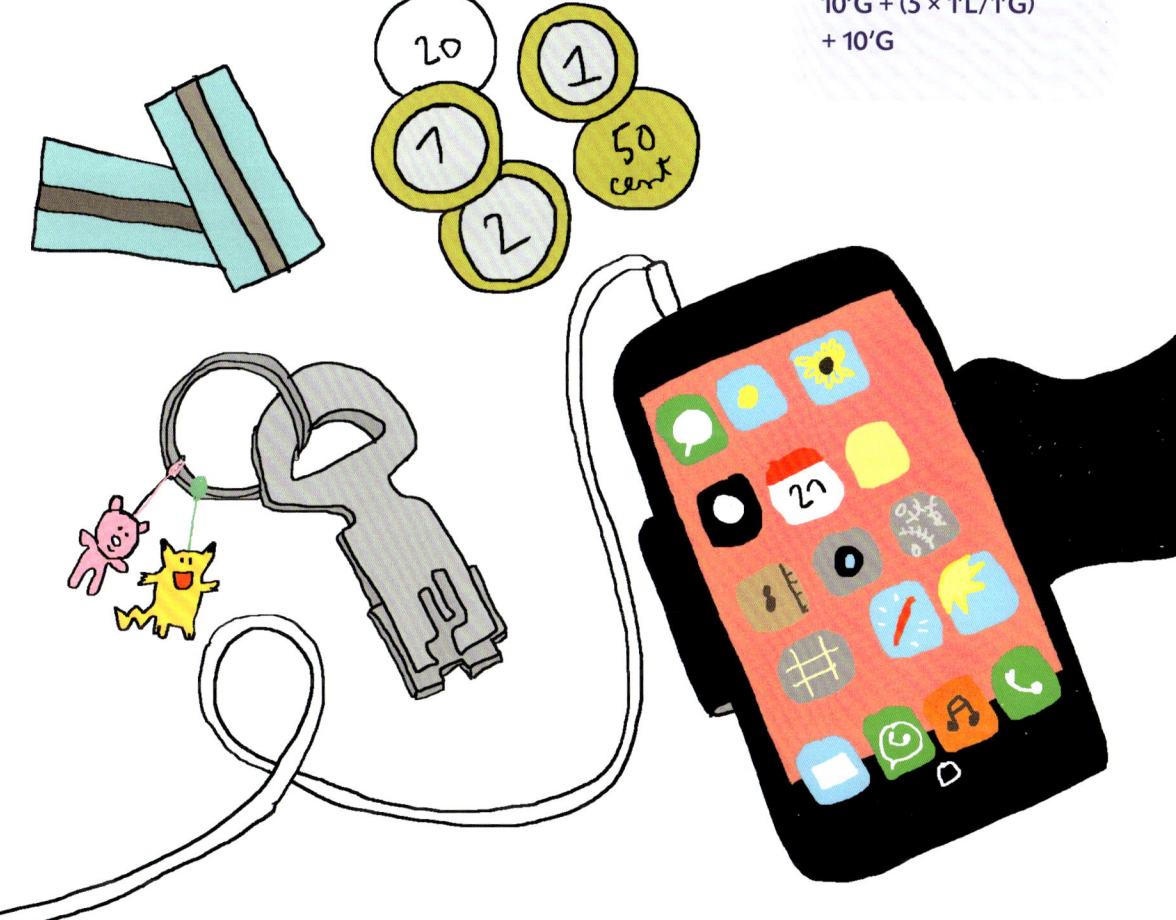

Tag 2 Woche 1

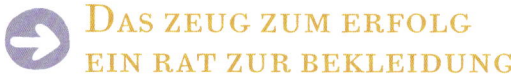

DAS ZEUG ZUM ERFOLG
EIN RAT ZUR BEKLEIDUNG

Bloß keine Baumwolle

Ab in die Tonne mit dem Abercrombie-Shirt aus dem letzten Miami-Urlaub. Gleiches gilt für das Lacoste-Polo, das seit 15 Jahren in der Kommode vor sich hin vegetiert. Man hält Sie sonst noch für eine Sonntagsläuferin und Sie könnten sich eine fette Angina einfangen, weil Ihnen die nasse, kalte Baumwolle am Körper klebt. Oberteile, die Feuchtigkeit und Schweiß aufsaugen, sind zum Schrankarrest verdammt. Entscheiden Sie sich für Sportbekleidung aus Chemiefasern, die atmungsaktiv und angenehm zu tragen ist. Alle Markenhersteller führen solche Produkte. Sie haben die Qual der Wahl. Und mal ehrlich, so hässlich sind die Sachen gar nicht.

Kniehebelauf über 50 Meter

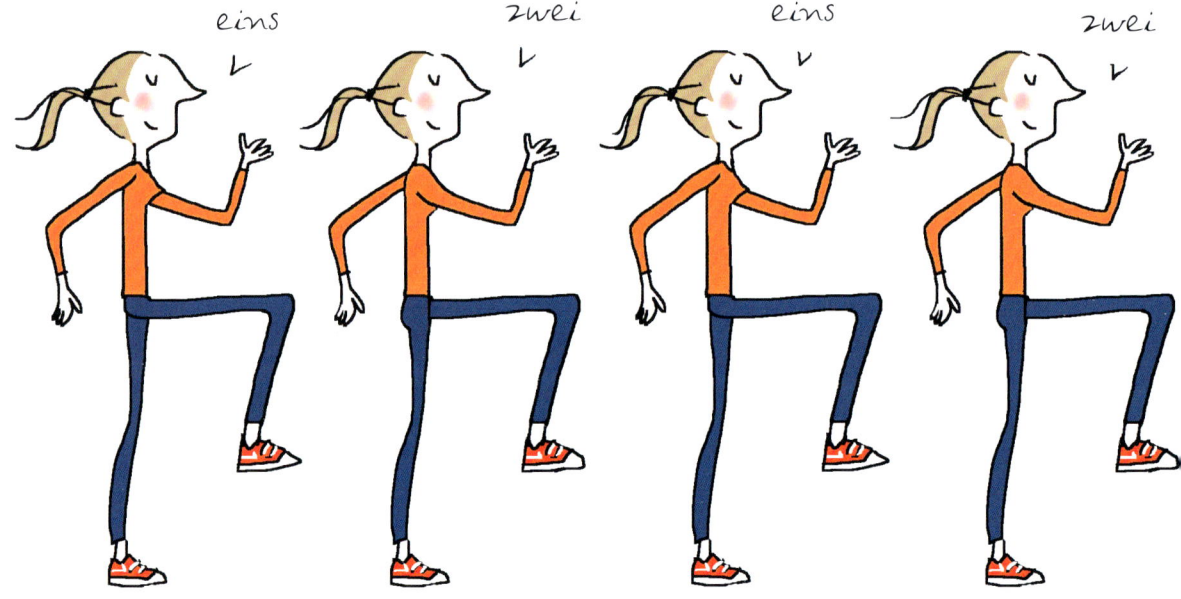

ÜBUNG DES TAGES
Kniehebelauf

🟣 **Ausgangsposition:** Achten Sie darauf, dass das Becken gerade steht, Beine und Arme bilden eine Achse. Kleiner Tipp gefällig? Atmen Sie trotz der Anstrengung weiter, damit Sie nicht ersticken.

🟣 **Durchführung:** Das Standbein steht fest und gerade. Das andere Bein bis in die Waagerechte anheben. Heben Sie die Knie im Wechsel kraftvoll so hoch es geht. Die Arme im Rhythmus der Beine aktiv mitnehmen, so halten Sie das Gleichgewicht. Sie können die Übung auf der Stelle oder im Lauf über eine Strecke von 50 Metern ausführen. Achten Sie darauf, dass die Fußsohle immer ganz auf dem Boden aufkommt (nicht nur die Fußspitze).

🟣 **Dauer & Zeitpunkt:** 3 Runden à 1 Minute mit 1 Minute Erholung zwischen den Bewegungsphasen. Nach dem Aufwärmen oder als Fitnesstraining.

🟣 **Ziel:** Pulstraining, Verlängerung der Schrittlänge und Verbesserung der Trittsicherheit.

TRAININGSLOG

Ort

Wetter

Laufpartner

Laufzeit
Strecke km

Dehnübungen

Fitnessübungen

Gemütsverfassung

Schwierigkeiten

Zufriedenheit

Kalorien-Sünden

DER BONUS, DER MOTIVIERT
Maximale Kalorien verbrennen

Seien wir ehrlich, wir haben alle schon mal aufs Laufen als Patentrezept gegen überflüssige Pfunde gesetzt. Zu Recht! Laufen ist die Sportart, mit der man die meisten Kalorien verbrennen kann. Vorausgesetzt, man läuft regelmäßig (das haben wir vor), in gemächlichem Tempo (im Moment können wir sowieso nicht anders) und lange (das kommt mit der Zeit). Für maximale Effizienz können Sie einmal die Woche auf nüchternen Magen laufen, aber dafür braucht man schon ein paar Tage Übung (siehe Tag 15).

Tag 3

WOCHE 1

Erst der dritte Tag und Sie fühlen sich schon wie die geborene Läuferin, mit der richtigen Einstellung, dem perfekten Look und unentbehrlichen Accessoires. Angeberin! Vor Enthusiasmus überschäumend, verlängern Sie allmählich die Dauer Ihrer Trainingseinheiten. Ein bisschen mehr Laufen und ein bisschen weniger Gehen. Kein Ding!

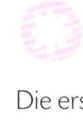

Trainingseinheit des Tages

Die ersten 10 Minuten jeder Einheit sind Ihnen nun vertraut. Schnellen Schrittes verrichten Sie den Aufwärmteil, um die Maschine ins Rollen zu bringen. Das Herz kommt auf Touren, die Lunge füllt sich beim Atmen, die Beine bewegen sich wie von selbst vorwärts. Klick! Und schon beginnen Sie mit Ihrer ersten Laufminute. Mühelos. Erholung: 1 Minute Gehen. Langsam fassen Sie sich wieder und atmen durch. Auf geht es zu Runde zwei: 1 Minute Laufen, 1 Minute Gehen. Tipptopp. Bestens gerüstet für Runden drei und vier. Die Stimmung ist gut, der Körper hält es aus. Gewiss gönnen Sie sich den Luxus, nebenbei die schöne Landschaft zu betrachten. Der fünfte Wechsel Laufen/Gehen fällt schon schwerer. Sie beißen die Zähne zusammen, atmen, schnaufen wie wild, heften die Augen auf die Uhr. Sie haben recht, 60 Sekunden können lang sein. Doch schon naht die Gehphase: 1 Minute, um sich zu erholen (60 Sekunden können kurz sein) und sich für die sechste und letzte Etappe bereit zu machen. Geben Sie alles in dieser letzten Laufminute. Keine Angst, das Ende ist in Sicht. Einmal noch voller Einsatz, dann ist die Pflicht erfüllt. Fertig, Sie dürfen sich auf die Schulter klopfen und die Auslaufphase nutzen, um eine halbwegs normale Verfassung wiederzuerlangen: fließende Atmung, stolzgeschwellte Brust, Haar in Fasson.

❗ Nur so eine idee
Beim Laufen Musik hören

Anfangs fällt es noch leicht, sich zu motivieren. Für später haben wir eine wirksame Waffe im Kampf gegen Langeweile und Monotonie in petto: den MP3-Player! Nehmen Sie Ihre Lieblingsmusik einfach mit. Langsame Stücke für die Gehphasen und rhythmische für die Laufphasen. Aber nicht umgekehrt ... Oder Sie hören Ihre Lieblingsradiosendung, die Sie als Podcast heruntergeladen haben. Sie werden sehen, es läuft sich gleich ganz anders. Damit die Nerven nicht sofort blank liegen, investieren Sie in Kopfhörer mit Halteelementen, bei denen die Ohrstöpsel nicht so schnell rausfallen. Ganz wichtig für ein genussvolles Hörerlebnis.

Zahlen-memo

• **Dauer**
(im Kalender eintragen)
32 Minuten
(Aufwärmen, Laufen, Auslaufphase eingeschlossen)

• **Zauberformel**
(auf einen Zettel schreiben und in die Hosentasche stecken)
10'G + (6 × 1'L/1'G) + 10'G

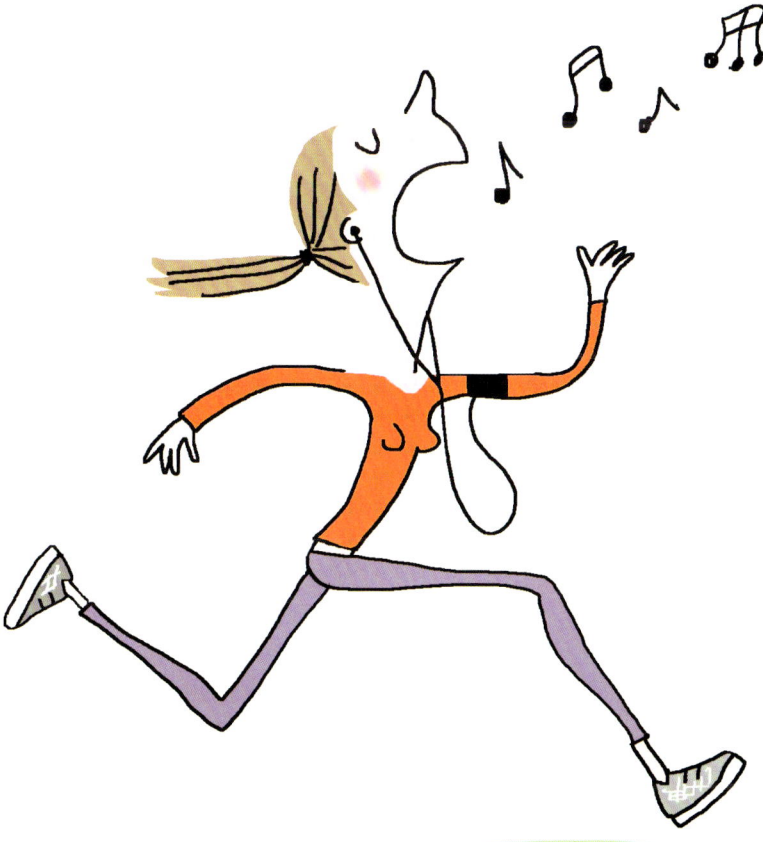

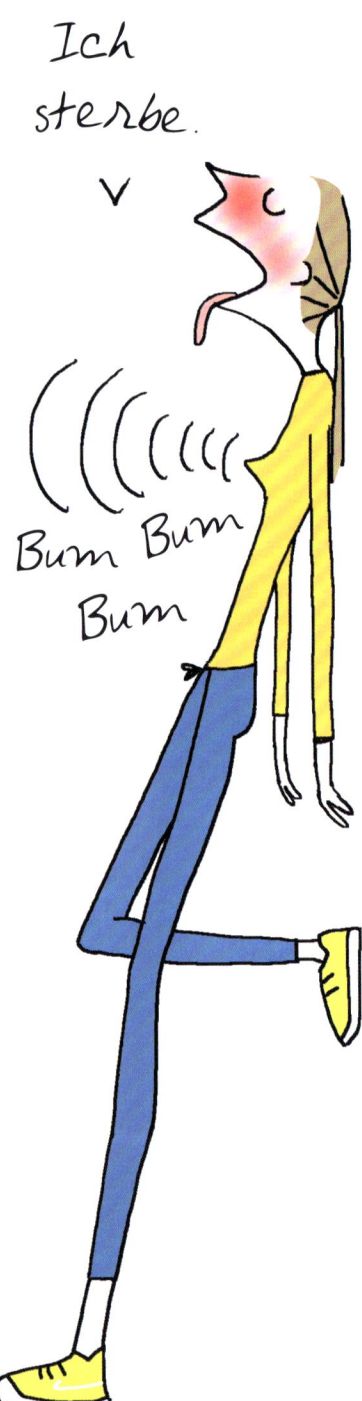

 ## Das zeug zum erfolg
ein rat zur inneren einstellung
Sich seine Ziele vor Augen halten

Aller Anfang ist schwer beim Laufen. Da kommt niemand drum herum. Geben Sie sich Zeit, sich an das Training zu gewöhnen und es in Ihren Alltag zu integrieren, aus dem Sie seit Ewigkeiten jede sportliche Aktivität verbannt haben. Letzteres ist kein Grund, jetzt mit Karacho durchzustarten und auf Anhieb 30 Minuten durchrennen zu wollen. Fassen Sie sich in Geduld. Das ist das Zauberwort, um Schritt für Schritt voranzukommen und das Laufen als einen festen Bestandteil im Tagesablauf zu verankern. Damit Sie den Mut nicht verlieren, halten Sie sich immer wieder das Bild vor Augen, das Sie anfangs motiviert hat: Halle Berrys Figur, Jane Fondas Vitalität oder die Bestzeit von Florence Griffith-Joyner. Das ist Ihr Ziel, behalten Sie es im Hinterkopf, das wird Ihnen helfen.

Die rettung!
Kampf dem Seitenstechen

Seitenstechen, die Plage jeder Anfängerin (und manchmal auch einer gestandenen Läuferin), taucht ohne Vorwarnung links, rechts oder in der Mitte des Bauchs auf. Der fiese Schmerz geht nicht mehr weg und quält ganz schön im Training oder im Wettkampf. Am besten vermeiden Sie Seitenstechen, indem Sie mindestens vier Stunden vor dem Laufen keine große Mahlzeit mehr zu sich nehmen, niemals die Aufwärmphase auslassen, und vor allem kein schnelles Anfangstempo anschlagen. Keine Panik, wenn Sie dennoch attackiert werden. Atmen Sie mit eingezogenem Bauch tief aus, lassen Sie den Bauch wieder locker und atmen mit der gleichen Intensität ein. So stimulieren Sie das Zwerchfell und versorgen den gesamten Organismus mit Sauerstoff.

ÜBUNG DES TAGES
Oberschenkelmuskel dehnen

Ausgangsposition: Stellen Sie sich auf ein Bein (beginnen Sie mit dem linken), das Knie ist leicht gebeugt, der Rücken möglichst gerade. Bei Gleichgewichtsproblemen halten Sie sich (mit der linken Hand) an einem Baum, einer Wand oder einer Freundin fest.

Durchführung: Umgreifen Sie (mit der rechten Hand) das Fußgelenk (rechts) und ziehen Sie die Ferse zum Po, bis Sie die Dehnung spüren. Ziehen Sie den Bauch ein, um das Becken stabil zu halten. Die Knie liegen eng aneinander, den Oberkörper aufrecht halten.

Dauer & Zeitpunkt: Halten Sie die Dehnung 15 bis 20 Sekunden. Wechseln Sie das Bein. Am Ende jeder Trainingseinheit durchführen.

Ziel: Verhindert Muskelkater nach dem Laufen.

Bauch einziehen.

Das Bein muss gerade bleiben.

Knie zusammenhalten.

TRAININGSLOG

Ort

Wetter

Laufpartner

Laufzeit
Strecke km

Dehnübungen

Fitnessübungen

Gemütsverfassung

Schwierigkeiten

Zufriedenheit

Kalorien-Sünden

Tag 4
WOCHE 1

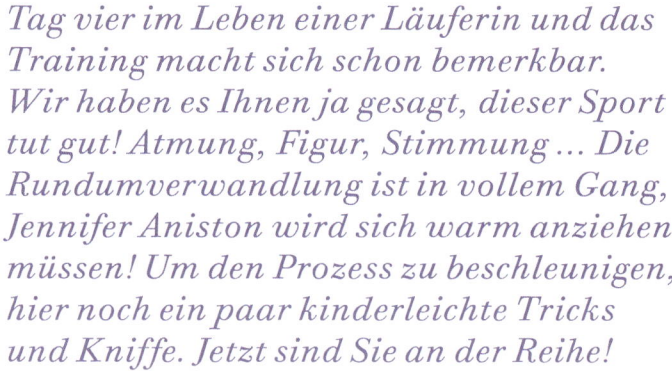

Tag vier im Leben einer Läuferin und das Training macht sich schon bemerkbar. Wir haben es Ihnen ja gesagt, dieser Sport tut gut! Atmung, Figur, Stimmung... Die Rundumverwandlung ist in vollem Gang, Jennifer Aniston wird sich warm anziehen müssen! Um den Prozess zu beschleunigen, hier noch ein paar kinderleichte Tricks und Kniffe. Jetzt sind Sie an der Reihe!

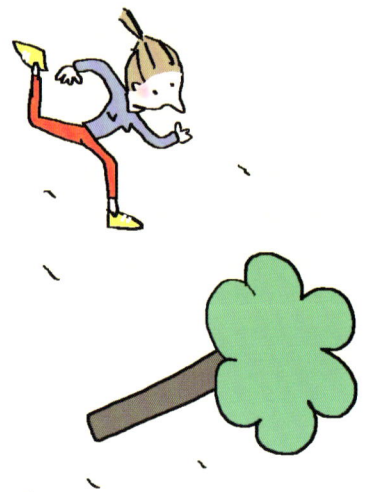

✻ *Trainingseinheit des Tages*

1, 2, 3 ... Go! Die vierte Trainingseinheit und alle Zweifel sind beseitigt. Beginnen Sie mit 10 Minuten flottem Aufwärmen. In den Beinen zieht es ein bisschen, vielleicht haben Sie ein wenig Muskelkater vom letzten Training. Aber die Stimmung ist gut. Heute gilt es, sieben Runden zu absolvieren. Jedes Mal 1 Minute Laufen, gefolgt von 1 Minute Gehen. Der Fortschritt ist spürbar. Ihr Körper kann das schnellere Tempo besser wegstecken. Die ersten vier Abschnitte: eins a. In der fünften Minute Laufen fällt das Atmen schwerer. Die Verschnaufpause war nicht wirklich ausreichend. Die sechste und vorletzte Minute trennt die Spreu vom Weizen. Um Ihren müden Beinen zu Hilfe zu kommen, ziehen Sie tüchtig die Arme mit. Den Bauch einziehen, so bleibt die Haltung dynamisch. Nicht leicht, das alles auf einmal richtig zu machen ... Und Sie dachten, Laufen wäre nicht mehr als einen Fuß vor den anderen setzen ... Nur Mut, Sie machen Fortschritte, das ist das Wichtigste. In der letzten Laufminute dann die Befreiung. Ungeahnte Kräfte werden mobilisiert, um die Einheit zu einem guten Ende zu bringen. Glücklich, wenn auch ausgetrocknet, erwachen Sie während der Auslaufphase zu neuem Leben. Wie ein tapsiges Marshmallow, aber mit würdevoller Miene, machen Sie sich erstaunlich schnellen Schrittes auf den Heimweg.

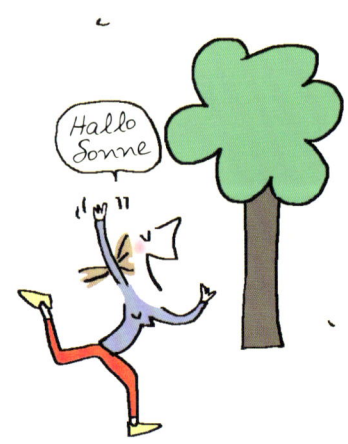

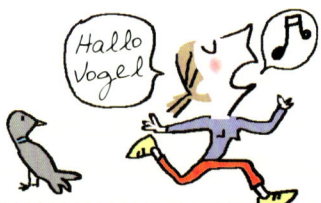

DAS LAUFBUCH FÜR FAULENZERINNEN

❗ Nur so eine Idee
Der Zaubertrank

Damit Ihnen beim Training die Kehle nicht austrocknet, sollten Sie Wasser dabeihaben. Legen Sie sich einen Flaschenhalter zu, den Sie mit einem Gürtel an der Taille festmachen. Eine viel praktischere Lösung als die Wasserflasche zu tragen, was Krämpfe in den Händen und Schmerzen im Rücken verursacht. Der Halter sitzt fest an der Taille und schränkt den Bewegungsspielraum nicht ein. Noch ein praktisches Detail: In einer Gürteltasche ist Platz für ein Taschentuch, Schlüssel und Kleingeld.

Zahlen-Memo

• **Dauer**
(im Kalender eintragen)
34 Minuten
(Aufwärmen, Laufen, Auslaufphase eingeschlossen)

• **Zauberformel**
(auf einen Zettel schreiben und in die Hosentasche stecken)
10'G + (7 × 1'L/1'G) + 10'G

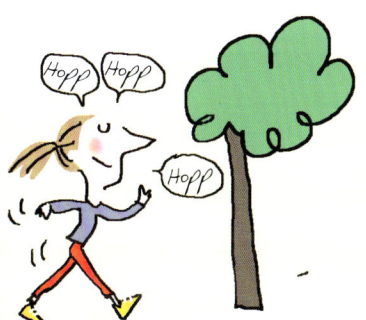
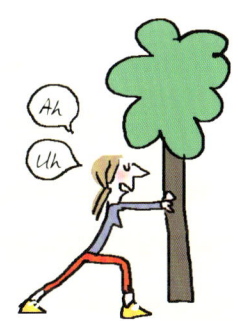

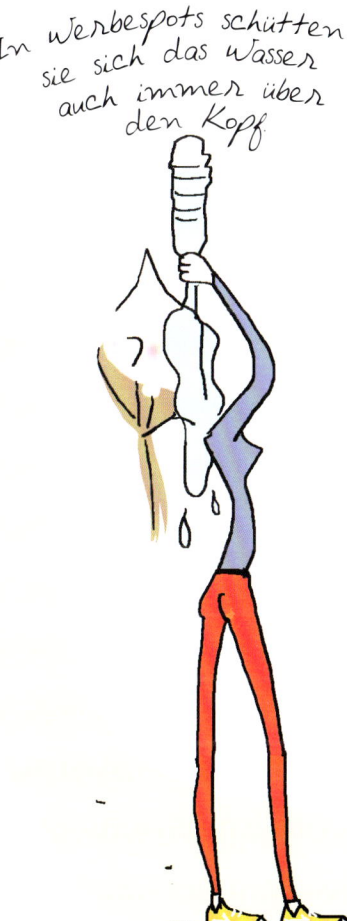

In Werbespots schütten sie sich das Wasser auch immer über den Kopf.

Die Rettung!
Ein wenig Geduld!

Bis jetzt besteht Ihr Trainingsprogramm aus kurzen, aber vielen Einheiten. Das nagt irgendwie an Ihnen. Sie spielen das Spiel schon eine Woche mit, aber insgeheim träumen Sie davon, seltener und dafür länger zu laufen. Die Faulenzerin in Ihnen fühlt sich gehetzt und frustriert, das ist nachvollziehbar. Leider gibt es keinen anderen Weg. Progression heißt die goldene Regel, wenn Sie eine richtige Läuferin werden wollen. Sie müssen sich dazu ans Programm halten, und das sieht eine sanfte Steigerung in Sachen Dauer, Tempo und Umfang des Trainings vor. Nur Geduld, Sie wollen doch keine Verletzung oder gar das vorzeitige Ende Ihrer sportlichen Karriere riskieren! Hören Sie auf Ihren Körper.

Tag 4 WOCHE 1

➡ DAS ZEUG ZUM ERFOLG
EIN RAT ZUR FLÜSSIGKEITSZUFUHR

Ein Schluck geht, drei Schlucke ...

Es spricht nichts dagegen, in der Auslaufphase einen Schluck Wasser zu trinken. Aber nicht mehr, das bringt auch gar nichts. Es ist wissenschaftlich belegt, dass man bis zu einer Stunde laufen kann, ohne zu dehydrieren. Außer, wenn es heiß ist. Aber das sagt einem auch der gesunde Menschenverstand. Trinken Sie stattdessen über den Tag verteilt regelmäßig Wasser.

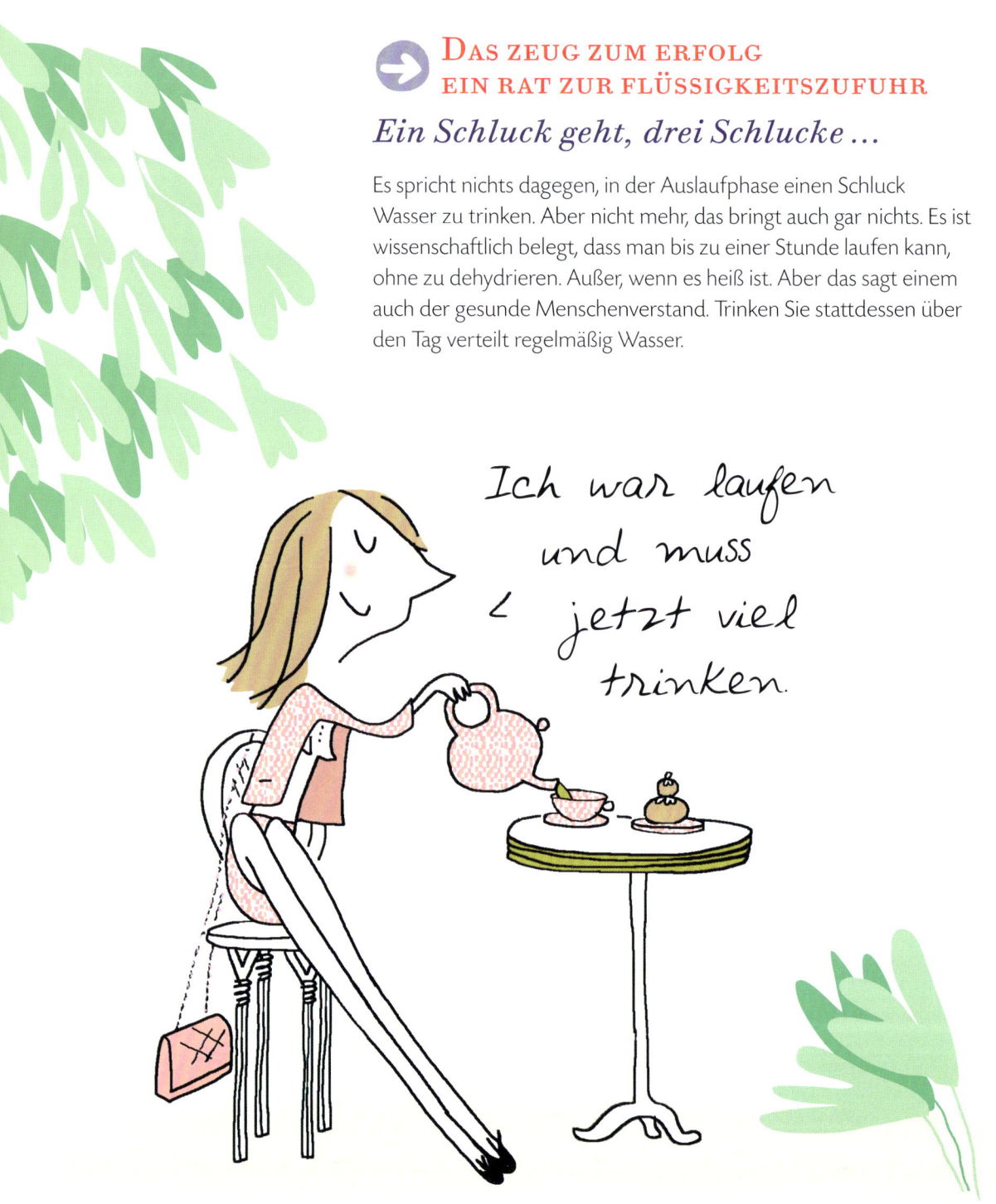

Ich war laufen und muss jetzt viel trinken.

ÜBUNG DES TAGES
Anfersen

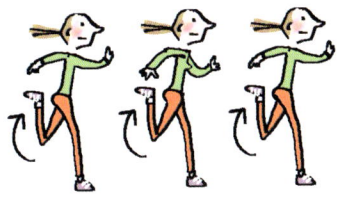

Ausgangsposition: Stehen Sie gerade, entspannen Sie den Oberkörper. Kippen Sie das Becken nach vorn und ziehen Sie den Bauch ein. Das Standbein steht fest, das andere Bein ist locker.

Durchführung: Ziehen Sie auf der Stelle oder im Gehen über eine Strecke von 50 Metern abwechselnd links und rechts die Ferse zum Po. Achten Sie darauf, dass die Fußsohle immer ganz auf dem Boden aufkommt (nicht nur die Fußspitze). Die Arme mitnehmen, um das Gleichgewicht zu halten. Kleiner Tipp: Beugen Sie sich nicht nach vorn und hacken Sie sich nicht mit den Fersen auf Ihr Hinterteil ein. Eine korrekte Ausführung ist das A und O.

Zeitpunkt: Nach dem Aufwärmen oder als Fitnessübung durchführen.

Ziel: Kraft und Beweglichkeit verbessern.

TRAININGSLOG

Ort

Wetter

Laufpartner

Laufzeit
Strecke km

Dehnübungen

Fitnessübungen

Gemütsverfassung

Schwierigkeiten

Zufriedenheit

Kalorien-Sünden

DER BONUS, DER MOTIVIERT
Beine wie eine Laufsteg-Göttin …

Man muss kein Physiologe sein, um zu verstehen, dass Laufen die Beine permanent beansprucht. Dass sie dabei Ihr Körpergewicht tragen, bewirkt eine Kräftigung und Veränderung der Beinmuskulatur, aber in ausgewogener Form. Seien Sie unbesorgt, Schenkel wie Lance Armstrong bekommen Sie vom Laufen nicht. Ihre Beine werden schmaler, länger und definierter aussehen. Und: In Zukunft können Sie klaglos dreistündige Rockkonzerte im Stehen erleben, den ganzen Tag in Ihren Louboutins herumlaufen und mit Gelassenheit zum Schlussverkauf-Marathon antreten. Ganz zu schweigen von der Anmut, mit der Sie à la Sharon Stone in *Basic Instinct* die Beine übereinanderschlagen werden.

Tag 5

WOCHE 1

Der fünfte Tag seit Beginn Ihres famosen Abenteuers. Und der erste Ruhetag. Zeit genug, sich die persönliche Lernkurve durch den Kopf gehen zu lassen (ohne sich dabei das Gehirn zu verknoten) und Ihren gebeutelten Körper auszuruhen. Der Ärmste … Warum nicht den Tag nutzen, um einmal ausgiebig zu faulenzen? Das ist doch immer noch das, was Sie am besten beherrschen, oder?!

 ## Pause!

Endlich eine Auszeit. Wie sehnsüchtig Sie darauf gewartet haben. Seit Tag 1 hatten Sie kaum Zeit zum Ausspannen. Klar wollten Sie laufen, aber jeden Tag?! Pfff … Die Hürde war nicht leicht zu nehmen. Doch regelmäßige, moderate Bewegung ist nun mal der Schlüssel zum Erfolg. Und in homöopathischen Dosen verabreicht, sollte sie sogar für eine Faulenzerin verträglich sein. Besser so als anspruchsvolle, sperrige Trainingseinheiten, für die Sie weder die Zeit noch – momentan – die Voraussetzungen haben. Also, versinken Sie nicht in Selbstmitleid, nutzen Sie den schönen Tag, um aufzutanken und sich auf Ihr Ziel zu konzentrieren. Taten statt Worte!

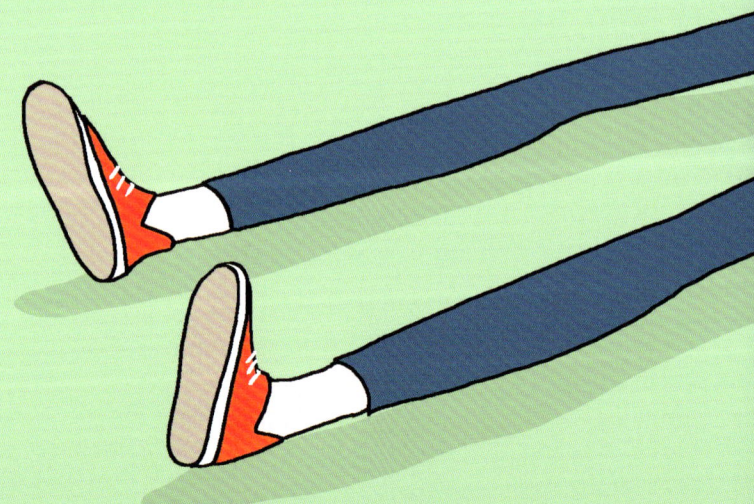

❗ NUR SO EINE IDEE
Eine schöne Mittagspause

Wie bloß Zeit fürs Laufen finden, zwischen all den familiären und beruflichen Verpflichtungen? Eine der größten Herausforderungen, mit denen sich Anfängerinnen konfrontiert sehen. Warum also nicht mal die Mittagspause nutzen und ausprobieren, ob sich der Sport so besser mit Ihrem vollen Terminplan vereinbaren lässt? Eigentlich die beste Zeit zum Laufen, vorausgesetzt, Sie haben gut gefrühstückt (Müsli, Brot oder Eier schaffen ordentliche Kraftreserven). Nach dem Training nehmen Sie was Leichtes zu sich (Salat oder ein gesundes Sandwich) und gehen gelassen und konzentriert in den Nachmittag. Kleiner Tipp: Vergessen Sie nicht, regelmäßig nach einer körperlichen Anstrengung zu trinken, so erholen Sie sich schneller wieder.

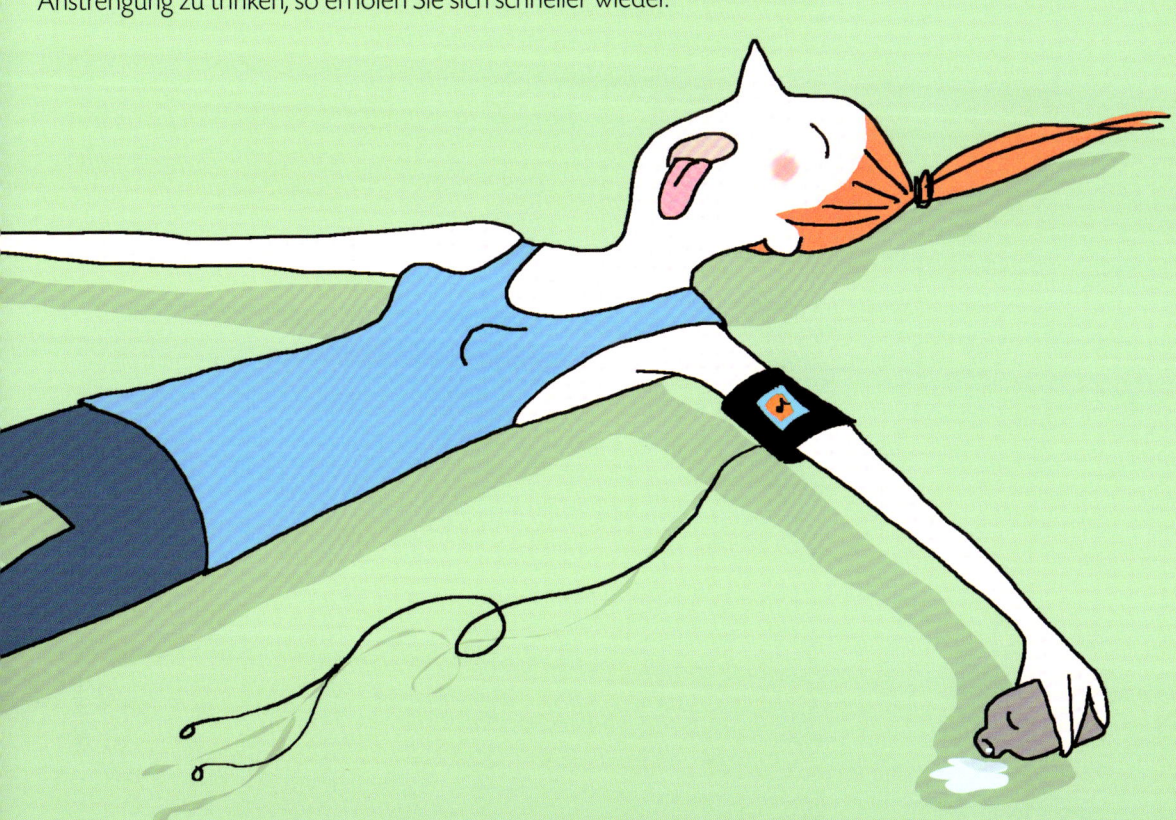

Tag 5 Woche 1

 DAS ZEUG ZUM ERFOLG
EIN RAT ZUR ERNÄHRUNG

Mindestens 2000

Setzen Sie auf gesunde Mahlzeiten und eine regelmäßige Laufpraxis. Nur eine Kombination aus beidem steigert die Kalorienverbrennung. Sport allein reicht nicht. Erst recht nicht, wenn Sie sich gleich nach dem Training über Chips und Schokolade hermachen, um den kleinen Hunger zu stillen. Leider, leider dürfen Sie sich nicht alles erlauben, auch wenn Sie jetzt eine Läuferin sind. Für eine gesundheitsfördernde Wirkung des Trainings sollten Sie pro Woche auf einen Mehrverbrauch von 2000 Kilokalorien kommen. Und dazu muss man laufen!

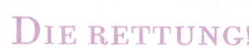

DIE RETTUNG!
Einfach loslassen …

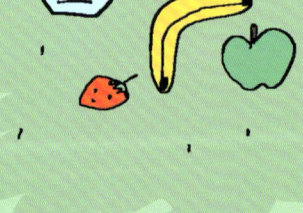

Seltsam, nach den ersten Trainingseinheiten hatten Sie nicht bloß Muskelkater in den Beinen, sondern auch im Nacken- und Schulterbereich. Das ist aber nichts Ungewöhnliches. Anfängerinnen neigen dazu, sich beim Laufen zu verkrampfen und eine falsche Haltung einzunehmen. Lassen Sie los, atmen Sie bewusst und lockern Sie den Körper so gut wie möglich, vor allem die Arme und … die Hände. Die werden in Verlängerung der angewinkelten Unterarme gehalten, damit die Ellbogen dicht am Körper bleiben und die Schultern nicht verspannen. Die Finger zu lockeren Fäusten formen (etwa so, als hielten sie eine Papierrolle). Eine entspannte Oberköperhaltung spart Energie, die Bewegungen werden flüssiger. Das ist besonders wichtig, wenn Sie über längere Strecken laufen.

ÜBUNG DES TAGES
Kratzfuß

- **Ausgangsposition:** Fest auf dem Boden stehen, Arme locker hängen lassen, Becken nach hinten kippen.

- **Durchführung:** Ein Bein nach dem anderen durchgestreckt nach vorn führen, die Fußspitze kraftvoll aufsetzen und über den Boden nach hinten ziehen. Lassen Sie die Bewegungen mit jeder Wiederholung größer werden. Nehmen Sie die Arme mit, um das Gleichgewicht zu halten.

- **Dauer & Zeitpunkt:** 3 Runden à 1 Minute mit 1 Minute Erholung zwischen den Bewegungsphasen. Nach dem Aufwärmen oder als Fitnesstraining.

- **Ziel:** Fußmuskulatur kräftigen, Trittsicherheit und Lauftechnik verbessern.

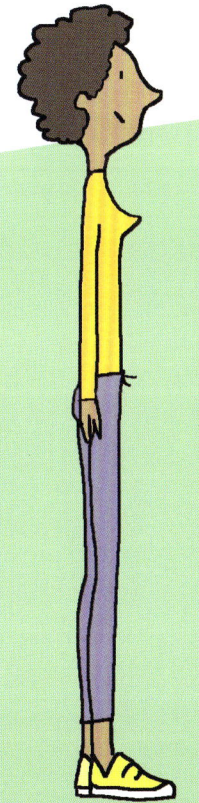
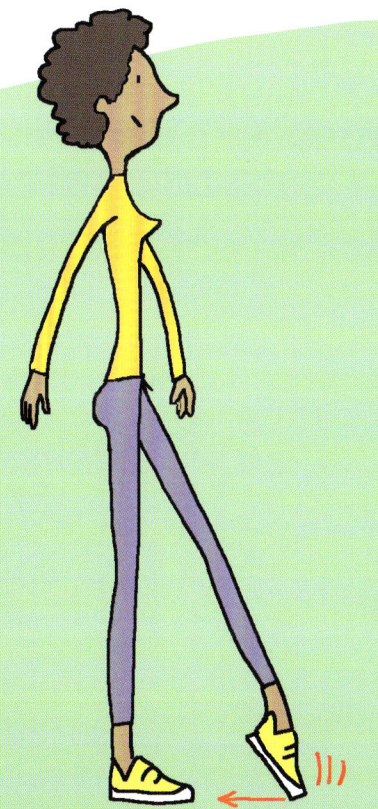

Tag 6

WOCHE 1

Es ist Samstag, mehr Zeit als sonst zum Laufen also. Oder will hier jemand bis in die Puppen schlafen? Wie wäre es mit einem Motivationsschub in Form eines kleinen Shoppingmarathons vor oder nach dem Training? Lassen Sie Ihre EC-Karte warmlaufen, bevor Sie auf der Rennbahn Funken sprühen … Aah, ein tolles Gefühl!

✺ *Trainingseinheit des Tages*

Nach dem gestrigen Ruhetag fühlen Sie sich frisch wie eine Rose. Voller Begeisterung und Leichtigkeit starten Sie in die Aufwärmphase. Allen Leuten, denen Sie begegnen, lächeln Sie fröhlich und offen zu. In diesem Modus laufen Sie auch Ihre erste Minute. Positive Energie! Ihr Körper hat sich die Technik angeeignet, Sie haben Ihr Laufrevier abgesteckt. Der Blick auf die Uhr ist überflüssig geworden, Sie wissen jetzt grob, was für einen Streckenabschnitt Sie in einer Minute laufen können. Alles geht leichter. Die ersten vier Runden reihen Sie wie am Schnürchen aneinander, und wie immer verziehen Sie in Runde fünf das Gesicht. Runde sechs und Sie lassen die Zunge raushängen. Runde sieben, die Luft bleibt Ihnen weg. Runde acht, Sie wollen alles hinschmeißen. Ein ständiger Neuanfang.

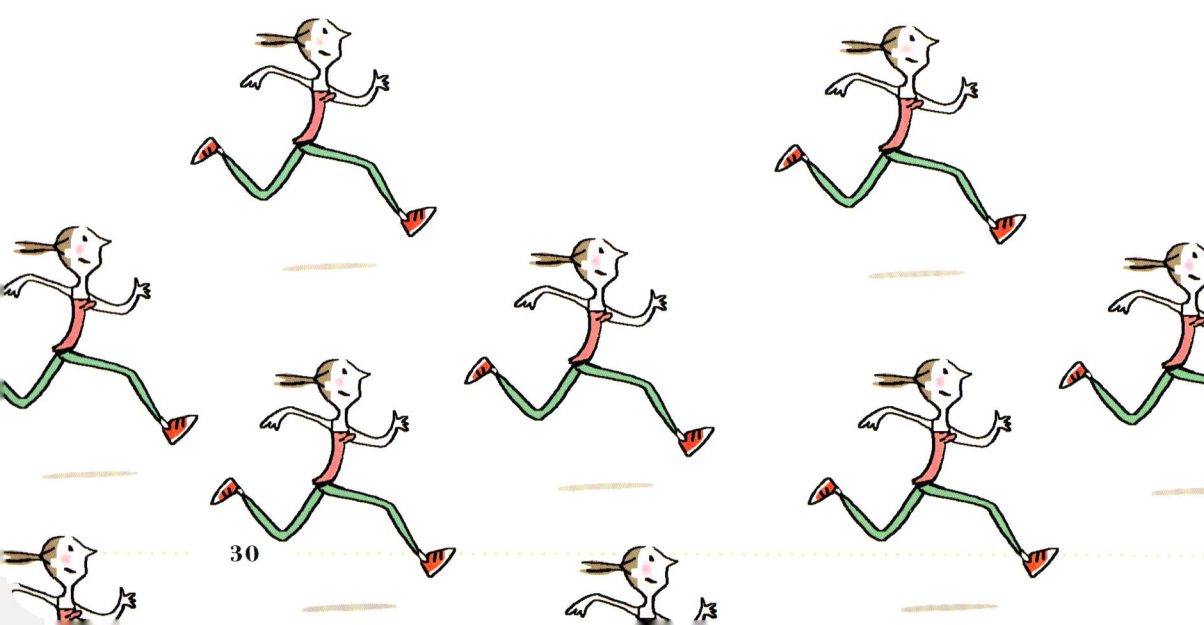

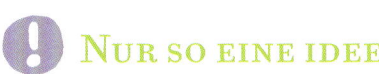

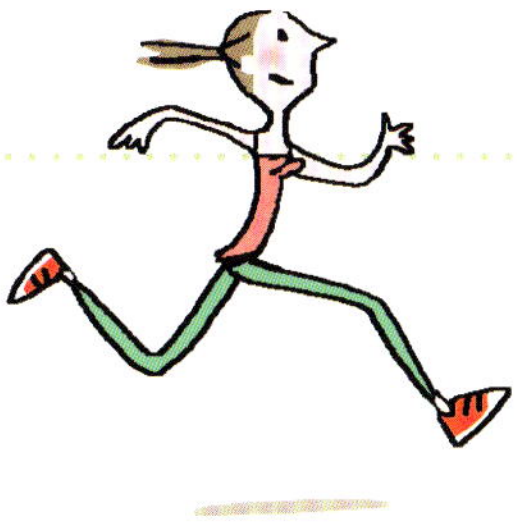

! NUR SO EINE IDEE
Endlich allein!

Laufen, die Einzelsportart par excellence, macht jede Individualistin wunschlos glücklich. Wenn Sie allein Sport treiben, haben Sie mehr Kraft und Energie, um Schmerzen und Müdigkeit zu bewältigen, und können sich genüsslich der Introspektion hingeben. Kein Partner, den Sie motivieren, keine Mannschaft, die Sie anfeuern müssen. Setzen Sie Kopfhörer und Sonnenbrille auf und machen Sie es sich in Ihrem Kokon bequem. Genießen Sie den besonderen Moment. Ein Intermezzo zwischen Familien- und Berufsleben. Nutzen Sie das Taining, um Ihre Gedanken zu sortieren. Es ist niemand da, der Sie belästigt. Laufen Sie in der freien Natur, wenn Sie die Stille vertiefen und sicher gehen wollen, dass Sie ungestört sind. Entfliehen Sie dem Alltag!

ZAHLEN-MEMO

- **Dauer**
(im Kalender eintragen)
36 Minuten
(Aufwärmen, Laufen, Auslaufphase eingeschlossen)

- **Zauberformel**
(auf einen Zettel schreiben und in die Hosentasche stecken)
10'G + (8 × 1'L/1'G) + 10'G

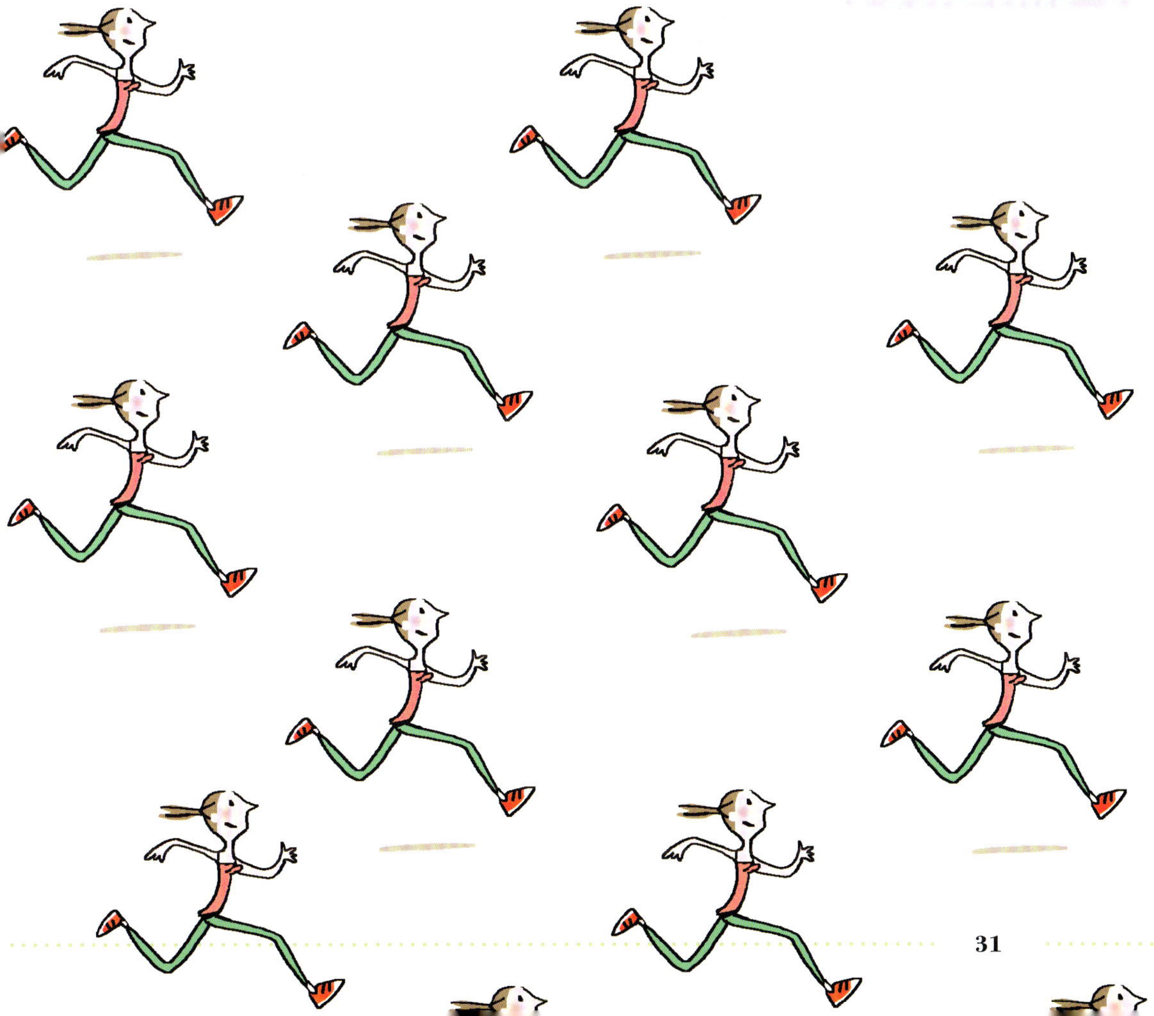

Tag 6 Woche 1

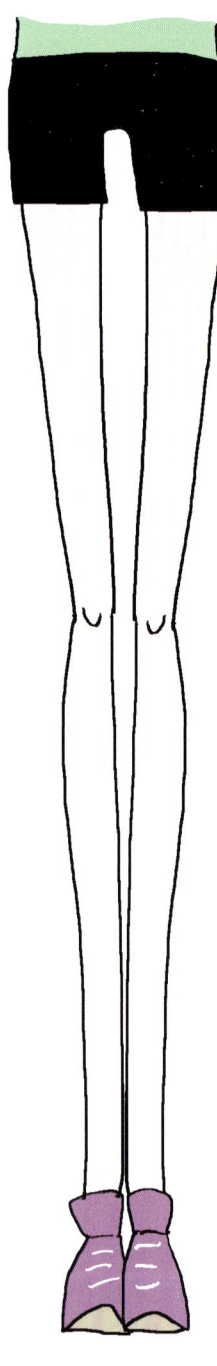

 **DAS ZEUG ZUM ERFOLG
EIN RAT ZUR BEKLEIDUNG**

Zeigt her die nackten Beine!

Shorts? Sie glauben, so etwas tragen bestenfalls die Starletts in Saint-Tropez und schlimmstenfalls die Stammgäste auf dem Campingplatz Sunset Isabella? Gott sei Dank lernen nur die Dummen nichts dazu! Wetten, dass Sie nach ein paar Wochen Laufen Lust bekommen, bei schönem Wetter Ihre schlanken, muskulösen Beine an die frische Luft zu lassen? Das ist nämlich gleich viel angenehmer! Versuchen Sie es erst mal mit leichten, schwarzen Basic-Shorts. Wenn Sie aufs Siegertreppchen wollen, steigen Sie direkt auf Tights um. Die gehen bis zu den Knien, liegen eng an und sind nicht besonders sexy, stützen aber Muskulatur und Gewebe und bieten erheblichen Tragekomfort. Entscheiden Sie selbst.

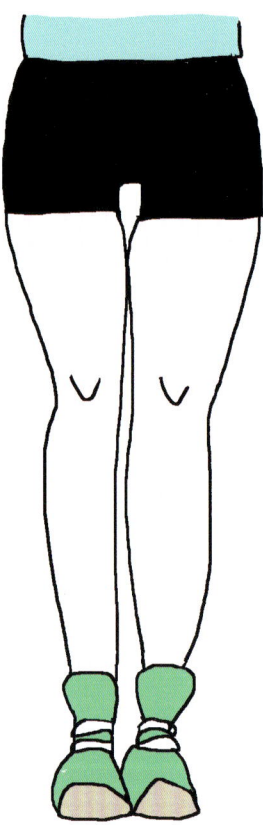

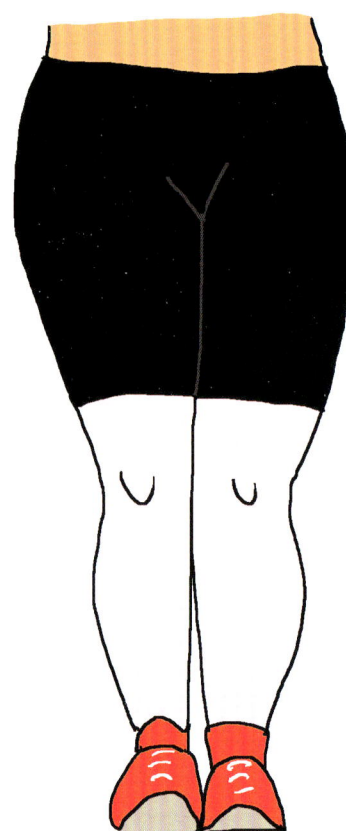

ÜBUNG DES TAGES
Springen

🔵 **Ausgangsposition:**
Füße zusammenstellen, Körper anspannen, Becken nach hinten kippen.

🔵 **Durchführung:** Bewegen Sie sich mit kleinen Sprüngen vorwärts. Achtung! Versuchen Sie nicht, beim Springen den Himmel zu berühren, das ist kein Wettkampf im Hochsprung. Viele Sprünge sind besser als hohe. Springen Sie kraftvoll und möglichst schnell wieder ab. Finden Sie einen gleichmäßigen Rhythmus.

🔵 **Dauer & Zeitpunkt:**
2 Runden à 50 Meter. Dazwischen Erholung in Form von Gehen oder Traben. Nach dem Aufwärmen oder als Fitnesstraining durchführen.

🔵 **Ziel:** Pulstraining, Dynamik des Laufschritts und Trittsicherheit verbessern.

→ 50 Meter

TRAININGSLOG

Ort

Wetter

Laufpartner

Laufzeit
Strecke km

Dehnübungen

Fitnessübungen

Gemütsverfassung

Schwierigkeiten

Zufriedenheit

Kalorien-Sünden

UNBEDINGT ERHOLEN!

Ob zwischen zwei Übungsreihen, zwei Laufrunden oder zwei Trainingseinheiten: Die Erholungsphasen sehen unterschiedlich aus, dienen aber alle dem einen Zweck, den Körper für eine gewisse Zeit ausruhen zu lassen. Der Organismus soll zu einem langsameren Tempo zurückkehren. Auf diese Weise beugen Sie Erschöpfung und Verletzungen vor.

Tag 7

WOCHE 1

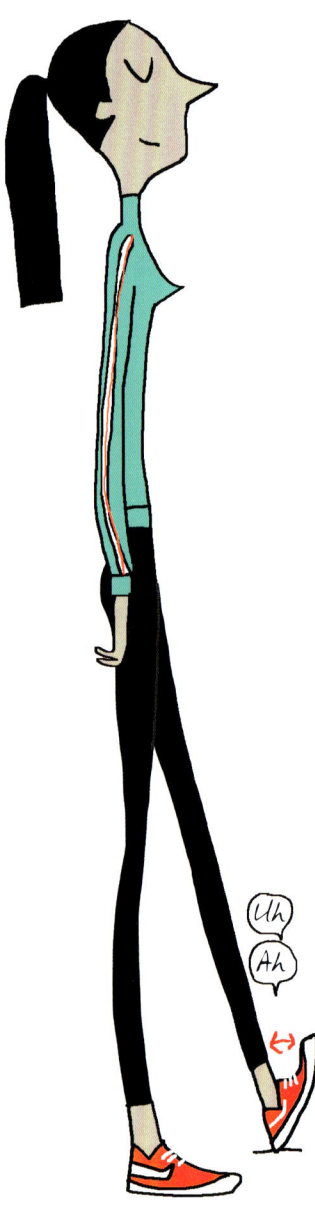

Die erste Trainingswoche ist geschafft. Wie Sie sehen, haben Sie sich bereits eine Trainingsroutine samt persönlichen Gewohnheiten zugelegt. Wenn man bedenkt, dass Sie in der Schule die Drückebergerin im Umkleideraum waren – kaum vorstellbar, dass ausgerechnet Sie die geborene Läuferin sein sollen?! Ein paar Hürden müssen noch genommen werden, aber nichts Schlimmes. Atmen Sie gleichmäßig und entspannen Sie sich, das ist das Wichtigste. Bleiben Sie locker!

Trainingseinheit des Tages

Das erste große Ziel Ihres Trainingsprogramms steht an: 20 Minuten laufen. Ahnungslosen mag diese Zahl lächerlich vorkommen. Aber für jeden, der einmal im Leben gelaufen ist, sind 20 Minuten keine kleine Hürde. Zielbewusst und konzentriert treffen Sie am Ort der Folter ein und sind heute besonders bemüht, schon beim Aufwärmen ein gleichmäßiges Tempo anzuschlagen. Keine hektische Atmung schon vor Beginn des Lauftrainings. Sie sind angespannt? Lassen Sie Arme und Hände locker. Auf geht's, Sie starten in die Laufphase. Vielleicht sind die Beine schwer und wollen sich einfach nicht vom Kopf steuern lassen. Das ist normal, kein Tag ist wie der andere. Und gestern mögen Sie es mit dem *Saturday Night Fever* etwas übertrieben haben ... Viele Läufer bekommen sonntags die Entgleisungen am Vorabend schmerzhaft zu spüren. Die Runden reihen sich mühsam aneinander, Sie lauern ungeduldig auf jede Erholungsminute. Kein Zuckerschlecken, aber Sie schaffen das. Schließlich haben Sie nicht eine ganze Woche meisterhaft trainiert, um jetzt einzuknicken. Laufen trainiert die Hartnäckigkeit, und Sie werden der beste Beweis dafür sein. Endlich kommt die zehnte Laufminute, Sie sind langsam, aber Sie geben nicht auf. Und das ist das Wichtigste. Darauf kommt es an. Nicht aufzuhören. Die letzten Sekunden spulen sich ab. 5, 4, 3, 2, 1... Das war's, Sie haben's geschafft. Sie sind 20 Minuten gelaufen!

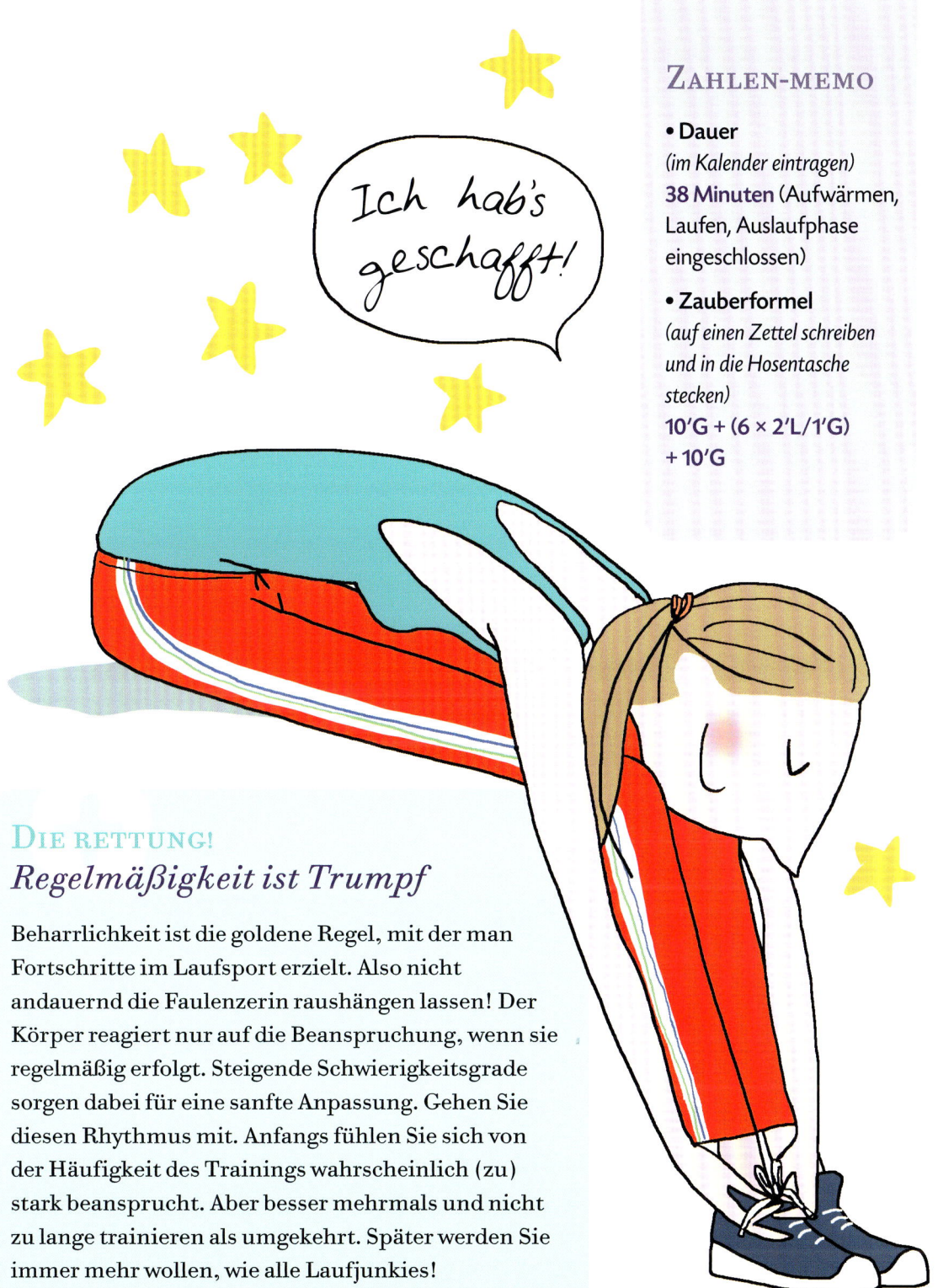

Zahlen-memo

- **Dauer**
  (im Kalender eintragen)
  38 Minuten (Aufwärmen, Laufen, Auslaufphase eingeschlossen)

- **Zauberformel**
  (auf einen Zettel schreiben und in die Hosentasche stecken)
  10′G + (6 × 2′L/1′G) + 10′G

Die rettung!
Regelmäßigkeit ist Trumpf

Beharrlichkeit ist die goldene Regel, mit der man Fortschritte im Laufsport erzielt. Also nicht andauernd die Faulenzerin raushängen lassen! Der Körper reagiert nur auf die Beanspruchung, wenn sie regelmäßig erfolgt. Steigende Schwierigkeitsgrade sorgen dabei für eine sanfte Anpassung. Gehen Sie diesen Rhythmus mit. Anfangs fühlen Sie sich von der Häufigkeit des Trainings wahrscheinlich (zu) stark beansprucht. Aber besser mehrmals und nicht zu lange trainieren als umgekehrt. Später werden Sie immer mehr wollen, wie alle Laufjunkies!

Tag 7 woche 1

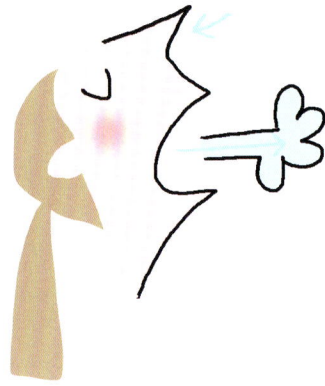

 DAS ZEUG ZUM ERFOLG EIN RAT ZUM TRAINING

Drei Tipps zum richtigen Atmen

1. Beginnen Sie die Aufwärmphase langsam. Der Organismus muss sich bereit machen und den richtigen Rhythmus finden. Sie sollten sich nicht schon in den ersten Minuten überanstrengt fühlen.

2. Gleiches gilt für das Tempo in der Laufphase. Das Tempo stimmt, wenn Sie nebenher noch ein Gespräch führen können. Sie sollten niemals völlig außer Atem kommen. Machen Sie den Test (mit einer Freundin) und gehen Sie mit dem Tempo runter, bis Sie beim Laufen reden können, selbst wenn Sie dann nur noch langsam traben. Je trainierter Sie sind, desto schneller können Sie laufen – und reden. Nur Geduld, das wird schon …

3. Entspannen Sie sich … Wenn Sie sich verkrampfen, ist die Atmung blockiert. Deshalb vor Beginn des Trainings einige Male tief ausatmen, sodass sich der Bauch nach außen wölbt, und tief einatmen, wobei Sie den Bauch nach innen ziehen.

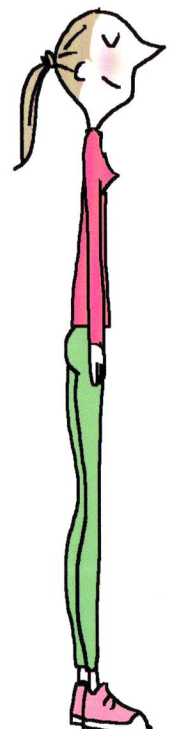
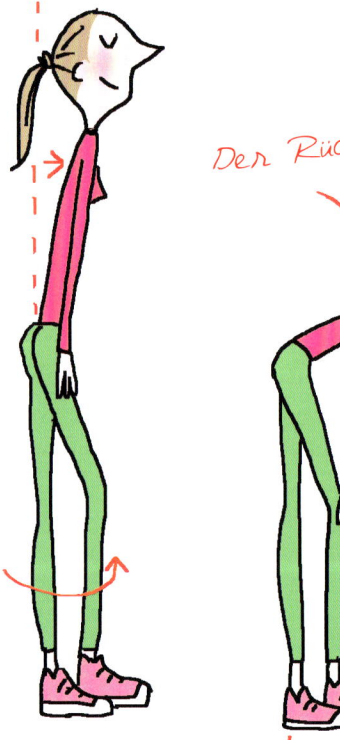

Der Rücken bleibt gerade

ÜBUNG DES TAGES
Oberschenkelrückseiten dehnen

Ausgangsposition: Becken nach hinten kippen und Oberkörper leicht nach vorn beugen. Sie spüren eine leichte Dehnung der rückseitigen Oberschenkelmuskulatur.

Durchführung: Beine überkreuzen. Das vordere Knie ist leicht gebeugt, das hintere durchgedrückt. Beugen Sie den Oberkörper langsam nach vorn, der Rücken bleibt gerade, und legen Sie beide Hände auf das vordere Knie. Das Körpergewicht ruht auf der hinteren Ferse. Den Kopf in Verlängerung der Wirbelsäule halten, der Blick ist schräg nach unten gerichtet.

Dauer & Zeitpunkt: Jeden Oberschenkel 15 bis 20 Sekunden dehnen. Am Ende jeder Trainingseinheit durchführen.

Ziel: Verhindert Muskelkater nach dem Laufen.

DER BONUS, DER MOTIVIERT
Zen in der Kunst des Laufens

Achten Sie auf Ihre Atmung, konzentrieren Sie sich auf das Training …, jetzt sind Sie eine ausgeglichene Läuferin. Laufen ist nicht nur eine körperliche Erfahrung, sondern auch eine geistige. Haben Sie es schon bemerkt? In den ersten Minuten geht Ihnen alles Mögliche durch den Kopf, aber beim Laufen werden Sie Stress und Sorgen los und finden Klarheit. Beschwören Sie dieses Hochgefühl, indem Sie ganz den Moment leben: Beobachten, was drum herum passiert, den Duft des frisch gemähten Rasens schnuppern, die Vögel zwitschern hören … und laufen. Ihr Körper setzt dabei Endorphine frei, die Ihnen eine geballte Ladung Energie verpassen.

TRAININGSLOG

Ort

Wetter

Laufpartner

Laufzeit
Strecke km

Dehnübungen

Fitnessübungen

Gemütsverfassung

Schwierigkeiten

Zufriedenheit

Kalorien-Sünden

35 Minuten?
Warum immer
noch mehr?
20 Minuten
waren doch schon
nicht schlecht.

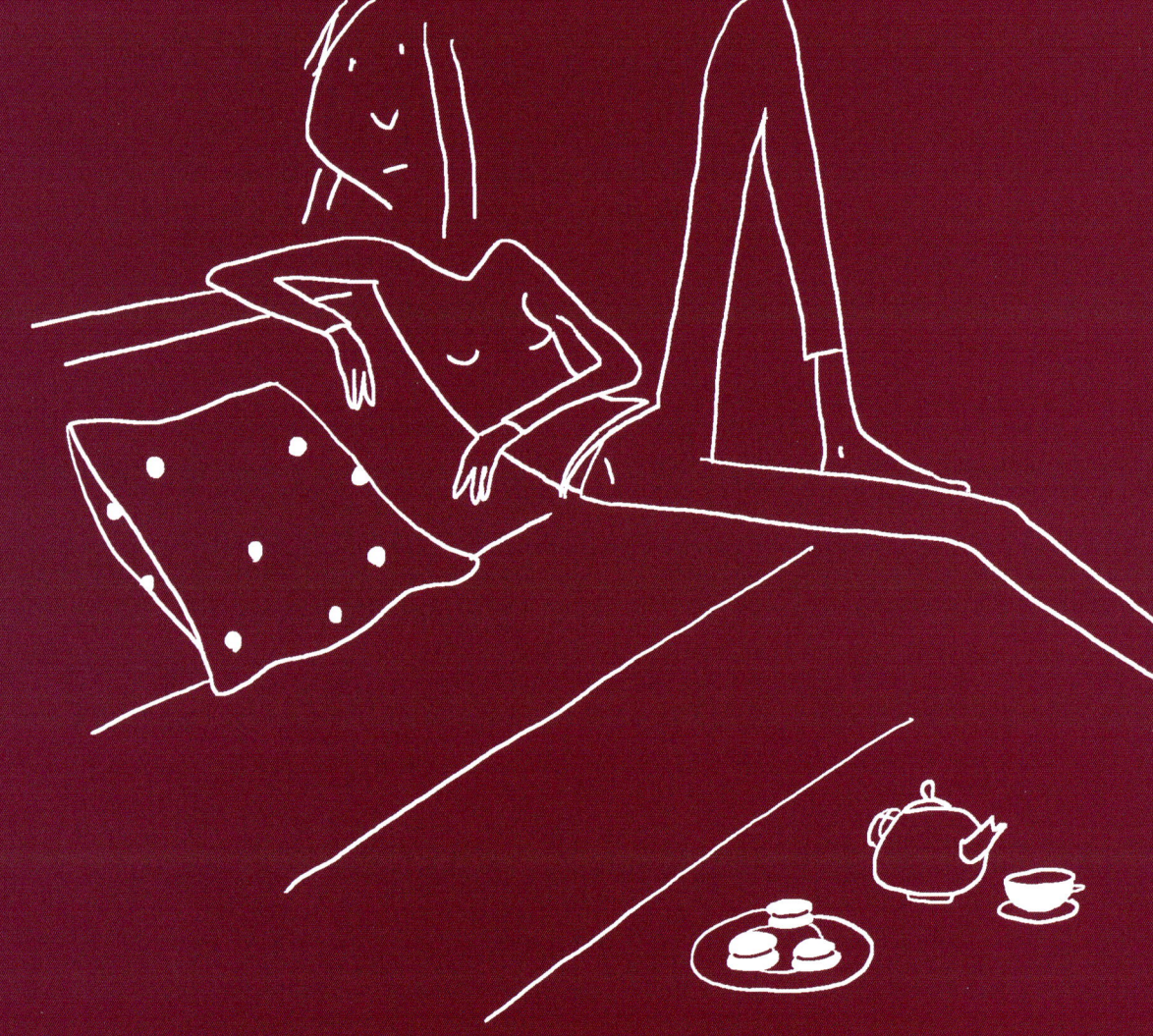

WOCHE 2

·

Oder wie Sie die Läuferin
in sich entdecken:
35 Minuten laufen

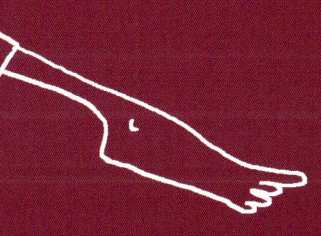

Tag 8

WOCHE 2

Das Ziel in Woche zwei? Sie wollen Ihre Lauftechnik und Ihr Laufgefühl verbessern. Schließlich sind Sie nicht zum Spaß hier und wollen nicht wie ein Kartoffelsack aussehen. Also, machen Sie sich auf die Beine! Sie haben keine Zeit zu verlieren!

Pause!

Nach den schweißtreibenden 20 Minuten gestern haben Sie sich einen Ruhetag redlich verdient. Heute steht kein Lauftraining auf dem Plan, aber vielleicht machen Sie ein paar Fitness- und Atemübungen. Sie wissen jetzt, wie wichtig die sind. Sammeln Sie Ihre Kräfte, ein straffes Programm wartet diese Woche auf Sie.

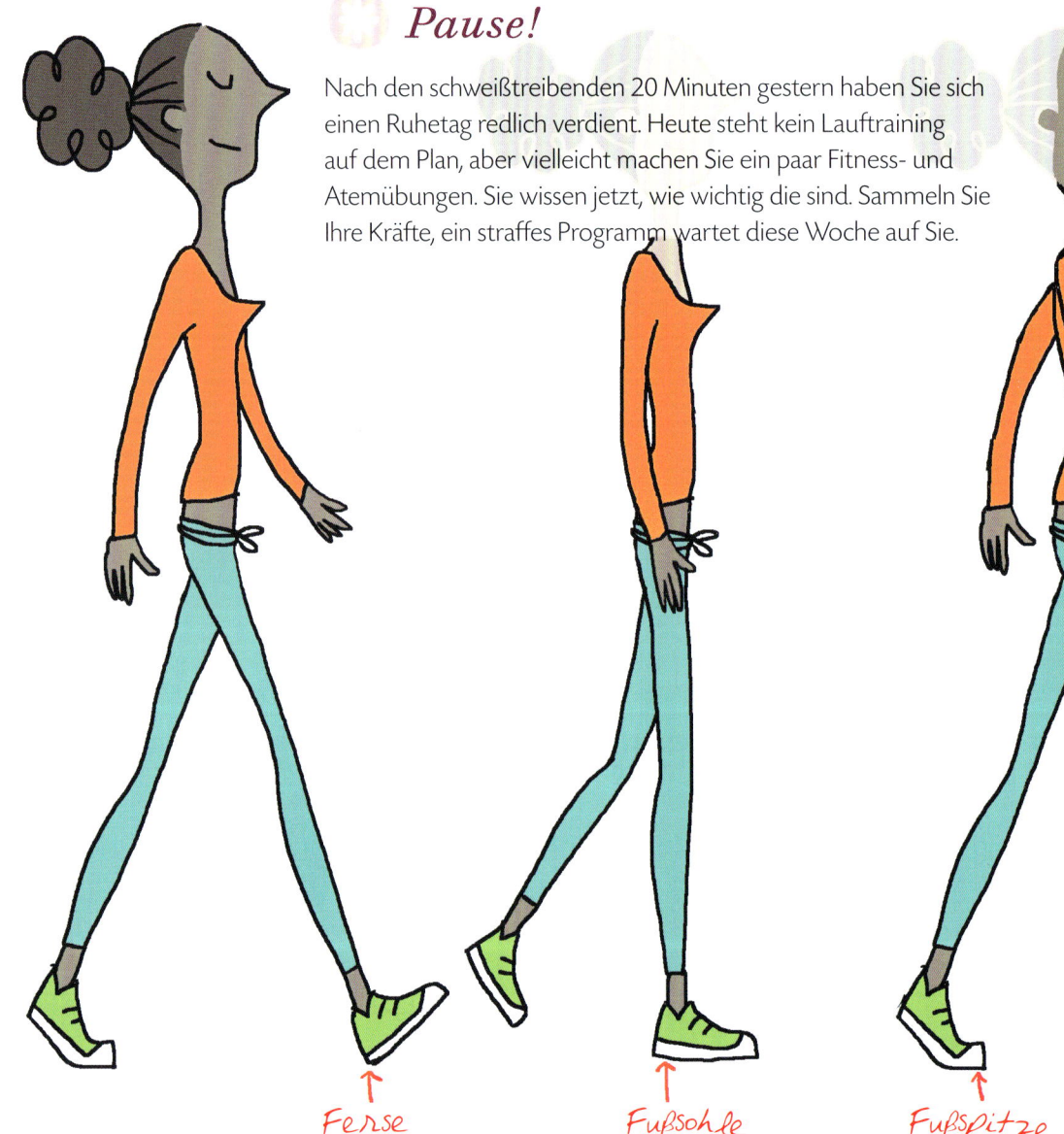

Ferse — Fußsohle — Fußspitze

❗ Nur so eine Idee
Früh übt, wer eine Läuferin werden will

Schon als Sie noch ganz klein waren, sind Sie immer als Erste aus den Federn gesprungen. Schwer vorstellbar bei einer Faulenzerin, aber so war es eben ... Diese absolute Ruhe. Zu erleben, wie der Tag langsam erwacht, das ist genau Ihr Ding. Ihnen war sofort klar, dass der Morgen die schönste Zeit zum Laufen ist. Das Training ist frühzeitig abgehakt, der Kopf danach vollkommen frei. Kaum wach, trinken Sie ein großes Glas Wasser, tasten ungeduldig nach Ihrer Leuchtkleidung und laufen raus in die Dämmerung. Körperlich und geistig 100 % fit, meistern Sie das Training mit Bravour und tanken Energie für den ganzen Tag. Gönnen Sie sich hinterher eine erfrischende Dusche und ein ordentliches, wohlverdientes Frühstück. Und hopp, die Arbeit ruft!

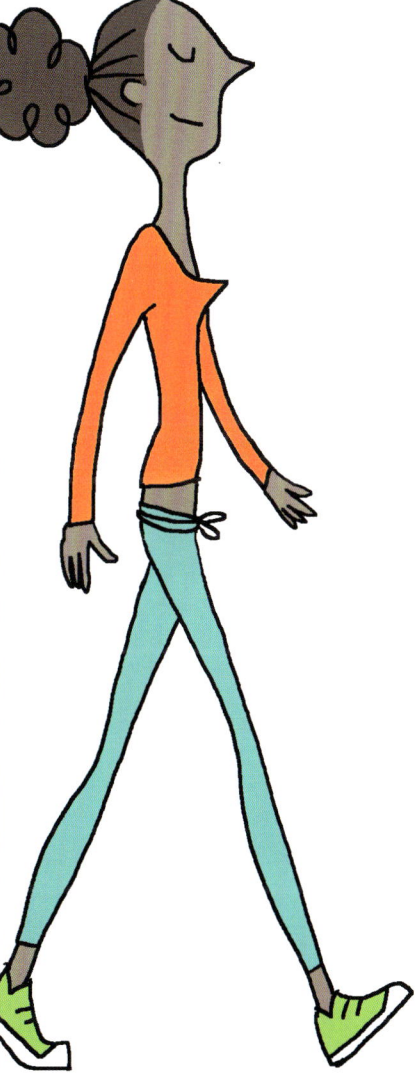

Die rettung!
Ein sicherer Tritt

Laufküken sind nicht immer hübsch anzusehen. Machen Sie einen Bogen um Schaufenster und kommen Sie bloß nicht auf die Idee, sich beim Training zu filmen. Der untrainierte Fuß kann sich beim Laufen nicht mehr in der richtigen Position halten, was durch eine Fehlstellung der Beinachse kompensiert wird. Sie machen sich nicht nur zum Gespött, Sie laufen Gefahr, sich zu verletzen. Damit es nicht so weit kommt, den Fuß vor der Körpermitte aufsetzen und das Fußgewölbe kräftigen. Gehen Sie nach dem Training einige Minuten auf einer Linie und rollen Sie den Fuß bewusst ab: Erst die Ferse, dann die Fußsohle, zum Schluss die Fußspitze. Gehen Sie vorwärts und rückwärts.

Tag 8 Woche 2

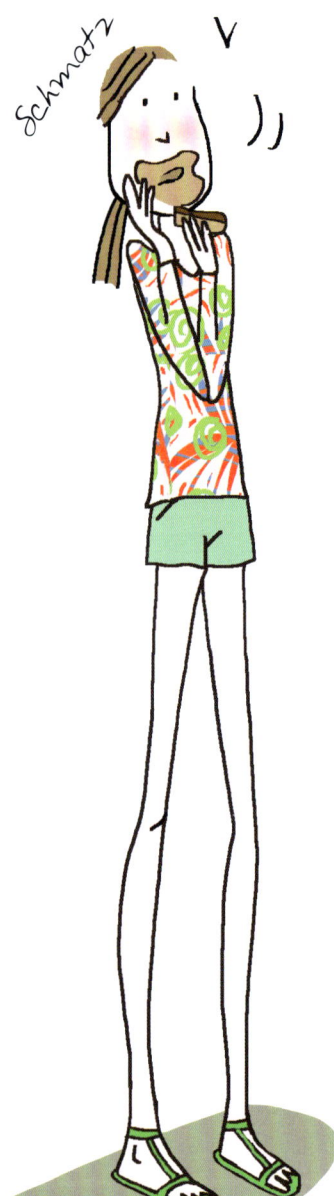

Wie viele Kalorien hat eigentlich ein Eclair?

Schmatz

→ Das zeug zum erfolg ein rat zur gesundheit
Trinken und gut dehnen

Warten Sie mit dem Trinken nicht, bis Sie Durst haben, dann ist es bereits zu spät. Gewöhnen Sie sich an, alle zehn Minuten ein, zwei große Schlucke Wasser zu trinken. Noch mehr, wenn es heiß oder kalt ist oder wenn Sie in höheren Lagen laufen. Auf Wassermangel reagiert der Körper empfindlich. Sie sehen die berühmten Sternchen, alles dreht sich, und wenn Sie ohnmächtig werden, ist Brad Pitt wahrscheinlich nicht zur Stelle, um Sie aufzufangen. Also seien Sie vernünftig. Das heißt auch: Etwa zehn Minuten Dehnen nach dem Training. Erst die Beine, dann die Arme, dabei immer tief durchatmen. So minimieren Sie das Risiko, tags darauf Muskelkater zu haben und im Robocop-Gang herumlaufen zu müssen.

Der bonus, der motiviert
Laufkönigin. Alles andere zählt nicht.

Aktivität*	Kalorienverbrauch pro Stunde	
	Frau	Mann
Gehen 4 km/h	162	153
Gehen 6 km/h	251	238
Laufen 10 km/h	676	645
Laufen 12,5 km/h	832	794
Laufen 15 km/h	988	943
Laufen 20 km/h	1924	1836
Aerobic	756	745
Skilanglauf 5 km/h	468	446
Radfahren 25 km/h	359	342
Schwimmen 25 m/min	351	334
Stepper 10 Treppen/min	203	142
Autofahren	121	115
Schlafen	61	58
Sitzen	77	72
Büroarbeit	91	86

* Bei einer Person mit 65 kg Körpergewicht und einer Belastungsdauer von 60 Minuten.

ÜBUNG DES TAGES
Auf einem Bein springen

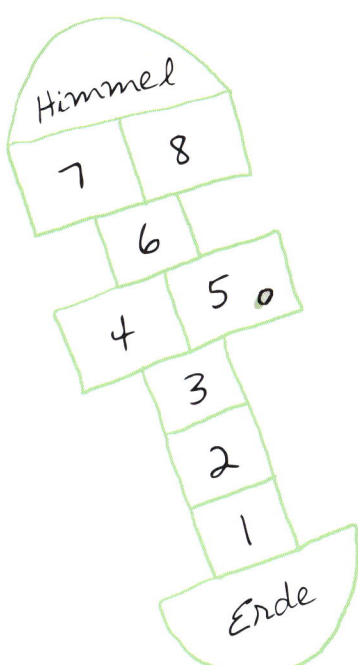

- **Ausgangsposition:** Fest auf dem Boden stehen, den Körper anspannen, die Arme locker hängen lassen.

- **Durchführung:** Bewegen Sie sich mit Einbeinsprüngen wie beim Hüpfkasten-Spiel vorwärts. Wechseln Sie nach drei Sprüngen das Bein.

- **Dauer & Zeitpunkt:** 2 Runden à 50 Meter. Dazwischen Erholung in Form von flottem Gehen oder Traben. Nach dem Aufwärmen oder als Fitnesstraining durchführen.

- **Ziel:** Bein- und Fußmuskulatur kräftigen.

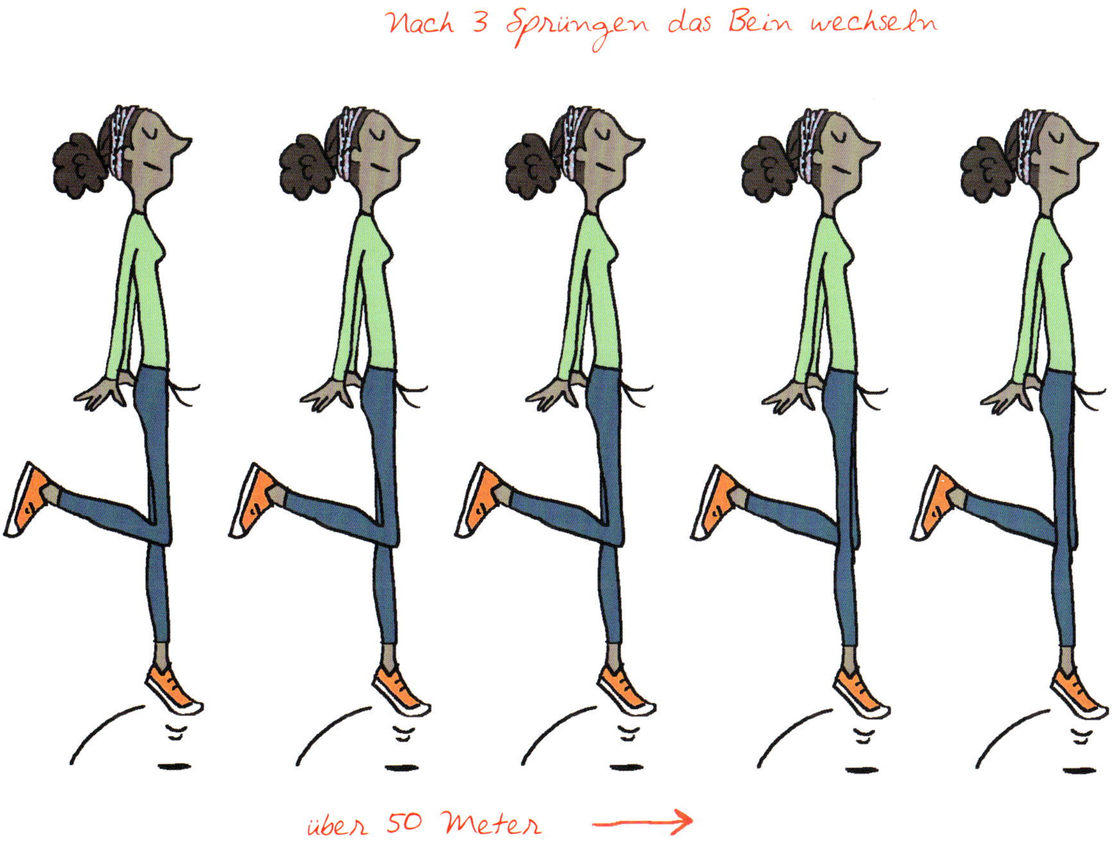

Nach 3 Sprüngen das Bein wechseln

über 50 Meter →

Tag 9

WOCHE 2

Heute ist ein großer Tag. Nein, es ist nicht Ihre Hochzeit und auch nicht Ihr Geburtstag. Sie haben heute eine echte Herausforderung zu bewältigen: Noch länger laufen, um Ihr nächstes Ziel zu erreichen, heißt die Challenge. Raffen Sie sich auf, wir glauben an Sie!

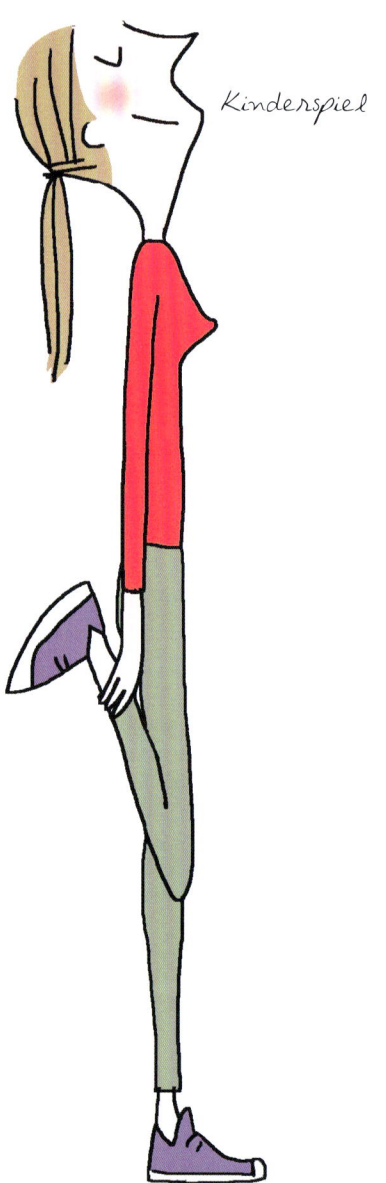

Kinderspiel

✱ *Trainingseinheit des Tages*

Ein bisschen nervös brechen Sie zum Training auf, fest entschlossen, sich der Herausforderung des Tages zu stellen. Sie wollten nichts dem Zufall überlassen und haben den optimalen Zeitpunkt für das Training gewählt. Schließlich können Sie nicht noch mehr Stress gebrauchen. Gewissenhaft verrichten Sie das Aufwärmprogramm: 10 Minuten Gehen, um den Körper aufs Laufen vorzubereiten. Gesagt, getan. Die Schritte werden größer, es geht in die erste Runde: 3 Minuten Laufen, aber nur 1 Minute Erholung. Autsch, das ging an die Substanz! Kann ja heiter werden. Die zweite Runde scheint unüberwindbar. Einmal gegen die Uhr klopfen, vielleicht ist sie ja stehengeblieben … Aber da wird schon die dritte Runde eingeläutet. Die drei Laufminuten wollen kein Ende nehmen. Ihre Beine streiken, Sie sind versucht, die Runde vorzeitig zu beenden. Gott sei Dank ist da die zarte, aber beharrliche innere Stimme, die Sie antreibt und verhindert, dass Sie weich werden. Sie denken jetzt nur noch an die vielen Kalorien, die Sie verbrennen, und dass Sie unbedingt auch so eine drahtige Figur wie Paula Radcliffe wollen. Und es funktioniert! Erleichtert und überglücklich gehen Sie in die Erholungsphase. Wieder eine Etappe geschafft.

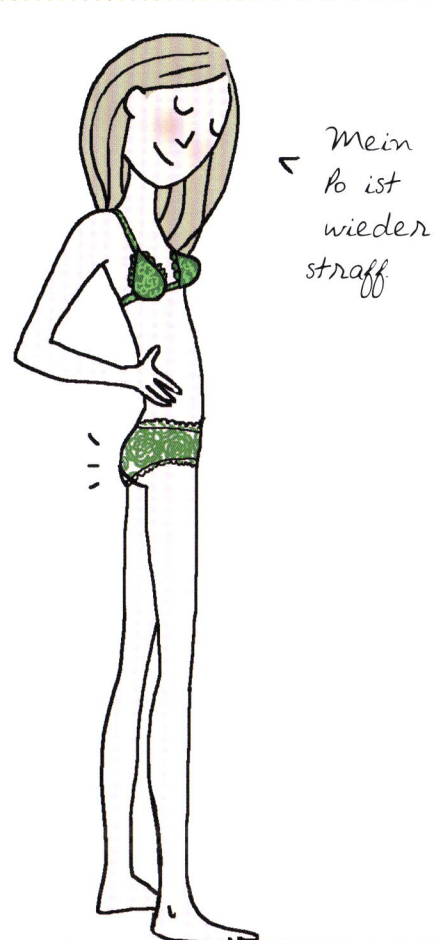

ZAHLEN-MEMO

- **Dauer**
  (im Kalender eintragen)
  32 Minuten

- **Zauberformel**
  (auf einen Zettel schreiben und in die Hosentasche stecken)
  10'G + (3 × 3'L/1'G) + 10'G

DER BONUS, DER MOTIVIERT
Eine Traumfigur

Sie müssen weder sechs Monate warten noch zwei Stunden am Stück laufen können, um den positiven Effekt des Trainings auf Ihre Figur zu bemerken. Das Ergebnis ist sofort sichtbar. Weniger Fett, mehr Muskeln. Was könnte ein größerer Motivationsschub sein, als Beine, die länger erscheinen, ein Bauch, der fester, und ein Po, der knackiger wird? Sogar die Arme werden trainiert, denn sie leisten permanent Unterstützungs- und Ausgleichsarbeit. Also, wer wird nächsten Sommer seine Freundinnen am Strand vor Neid erblassen lassen? Sie natürlich!

Tag 9 WOCHE 2

→ DAS ZEUG ZUM ERFOLG
EIN RAT ZUR ERNÄHRUNG

It's breakfast time

Das Frühstück, die erste Mahlzeit am Tag, ist besonders wichtig für eine ausgewogene Ernährung. Machen Sie also keine schnelle Nummer draus und lassen Sie es vor allem nicht ausfallen. Setzen Sie auf den Energielieferanten Getreide, zum Beispiel in Form von Weetabix oder Brot (mit ein bisschen Marmelade oder Honig), den Kalzium-Kick aus Milch oder Naturjoghurt und auf eine Vitamin-C-haltige Frucht (nicht auspressen). Dazu gibt es Tee oder Kaffee.

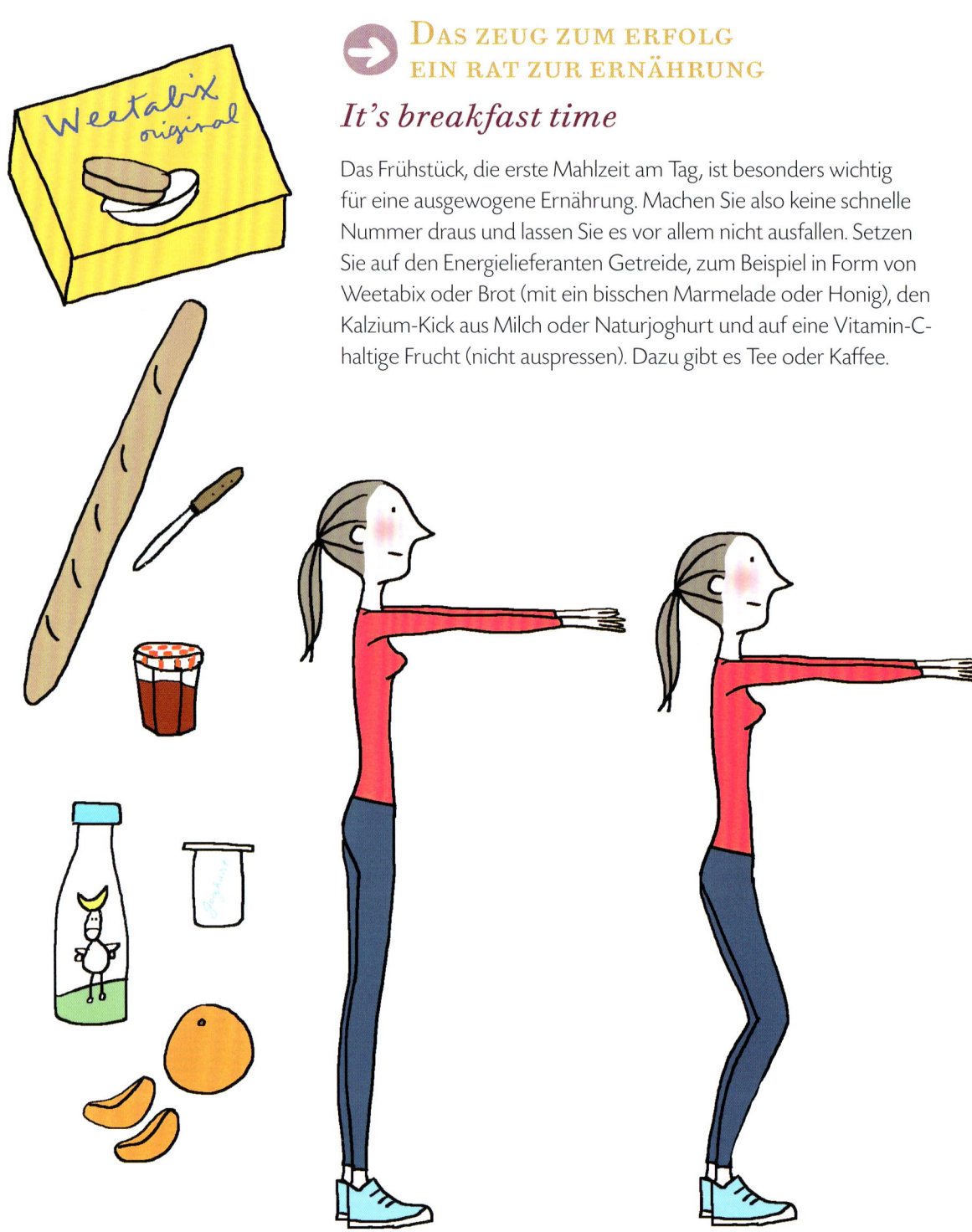

ÜBUNG DES TAGES
Kniebeuge

● **Ausgangsposition:** Den Oberkörper aufrichten, das Becken nach hinten kippen.

● **Durchführung:** Gehen Sie langsam runter, indem Sie die Knie leicht beugen. Die Arme sind ausgestreckt, so halten Sie das Gleichgewicht. Kommen Sie schnell und dynamisch wieder hoch.

● **Dauer & Zeitpunkt:** 3 Runden jeweils 10-mal Beugen und Strecken. Als Fitnessübung durchführen.

● **Ziel:** Kräftigt die Oberschenkelmuskulatur.

TRAININGSLOG

Ort

Wetter

Laufpartner

Laufzeit
Strecke km

Dehnübungen

Fitnessübungen

Gemütsverfassung

Schwierigkeiten

Zufriedenheit

Kalorien-Sünden

DIE RETTUNG!
Ich laufe, du joggst, Lola rennt

Vor wenigen Jahren schworen noch alle auf Jogging. Heute liegt Running (gemeint ist schnelles Laufen) voll im Trend. Zwischen diesen beiden Laufformen gibt es Unterschiede. Mit Joggen, das 1970 in den USA aufkam, verbindet man langsames Laufen, bei dem es vor allem darum geht, sich wohlzufühlen. Running, ebenfalls aus den USA zu uns gekommen, wird dagegen mit Kraft und Dynamik in Verbindung gebracht. Leistungsfähigkeit und Leistungssteigerung, die beim Jogging eher Nebensache sind, spielen dabei eine Rolle, denn Running – oder eben Laufen – wird häufig wettkampfmäßig betrieben. In der Läuferszene werden solche Begrifflichkeiten zwar viel diskutiert, aber Lagerkämpfe gibt es keine. Letztlich laufen alle. Auch Sie ... Am Anfang und am Ende Ihrer Trainingseinheiten joggen Sie. Und dazwischen sind Sie eine veritable Läuferin.

Tag 10
WOCHE 2

Sie haben das Laufen über? Die Nase voll? Keine Sorge, ein kleines Stimmungstief ist ganz normal. Laufen kann manchmal undankbar sein. Kein Grund, den Kopf hängen zu lassen. Denken Sie immer daran, dass Sie eine Granate sind, und dass sich jede Mühe auszahlt. Also, Schluss mit dem Lamento, reißen Sie sich zusammen!

Die Trainingseinheit des Tages

Sie haben sich fürs heutige Training fertig gemacht, aber die Stimmung ist im Keller? Die Aussicht, die Laufeinheit um 1 weitere Minute verlängern zu müssen, finden Sie wenig erfreulich? Nur Mut! Mag sein, dass die Beine sich beim Gehen träge anfühlen. Ihre 10 Minuten Aufwärmen spulen Sie lustlos ab. Schon naht die gefürchtete Anstrengung. Vielleicht kommen Sie nur schwer in Schwung. Ganz langsam, aber sicher geht auch das vorüber. Die Erholungsminute ist willkommen, Sie hätten aber durchaus weitermachen können. Ein gutes Zeichen. Die nächste Runde geht reibungslos über die Bühne, Sie halten durch. Ihr Körper flößt Ihnen Respekt ein. Wie gewöhnlich, geraten Sie jetzt ein wenig ins Stocken. Nutzen Sie das, um die Landschaft zu betrachten und sich abzulenken. Erfreuen Sie sich an kleinen Beobachtungen. Ein Liebespaar, das auf der Parkbank knutscht, ein sympathischer alter Herr, der Gedichte liest, oder eine junge Frau, die Qigong macht. Wenn Sie sich ablenken, denken Sie nicht mehr an die Anstrengung und können sie problemlos wegstecken. Die dritte Erholungsminute, Zeit zu verschnaufen. Atmen Sie tief aus und starten Sie in die letzte Sequenz. Selbstbewusst erhöhen Sie jetzt sogar noch ein bisschen das Tempo. Nichts kann Sie heute stoppen! Die letzten drei Minuten verlaufen stressfrei. Uff, beinahe hätten Sie das Handtuch geworfen. Von Kopf bis Fuß durchgepustet und leichten Herzens ziehen Sie sich in aller Ruhe um, bereit, morgen wieder von vorn zu beginnen.

❗ NUR SO EINE IDEE
Nicht ohne meine Freundinnen

Es war Ihre Freundin Stéphanie, die Sie zum Laufen überredet hat. Anfangs haben Sie sie dafür gehasst. Heute sind Sie ihr dankbar. Und sobald Ihre Terminkalender das zulassen, werden Sie zusammen laufen. So geht die Trainingseinheit nämlich viel schneller vorbei. Sie schwatzen, Sie motivieren sich, aber Sie fordern sich auch gegenseitig heraus. Sorgen und Ärger lassen Sie zu Hause oder im Büro. Das ist der Sinn des gemeinsamen Laufens: Sie sind nicht so sehr mit sich selbst beschäftigt, entspannen und laufen besser. Am besten funktioniert das, wenn beide das gleiche Trainingsniveau haben. Dann muss keine Opfer bringen oder sich zusätzliche Schwierigkeiten ausdenken, um Nutzen aus dem Training zu ziehen.

ZAHLEN-MEMO

- **Dauer**
  (im Kalender eintragen)
  36 Minuten

- **Zauberformel**
  (auf einen Zettel schreiben und in die Hosentasche stecken)
  10'G + (3 × 4'L/1'G) + 10'G

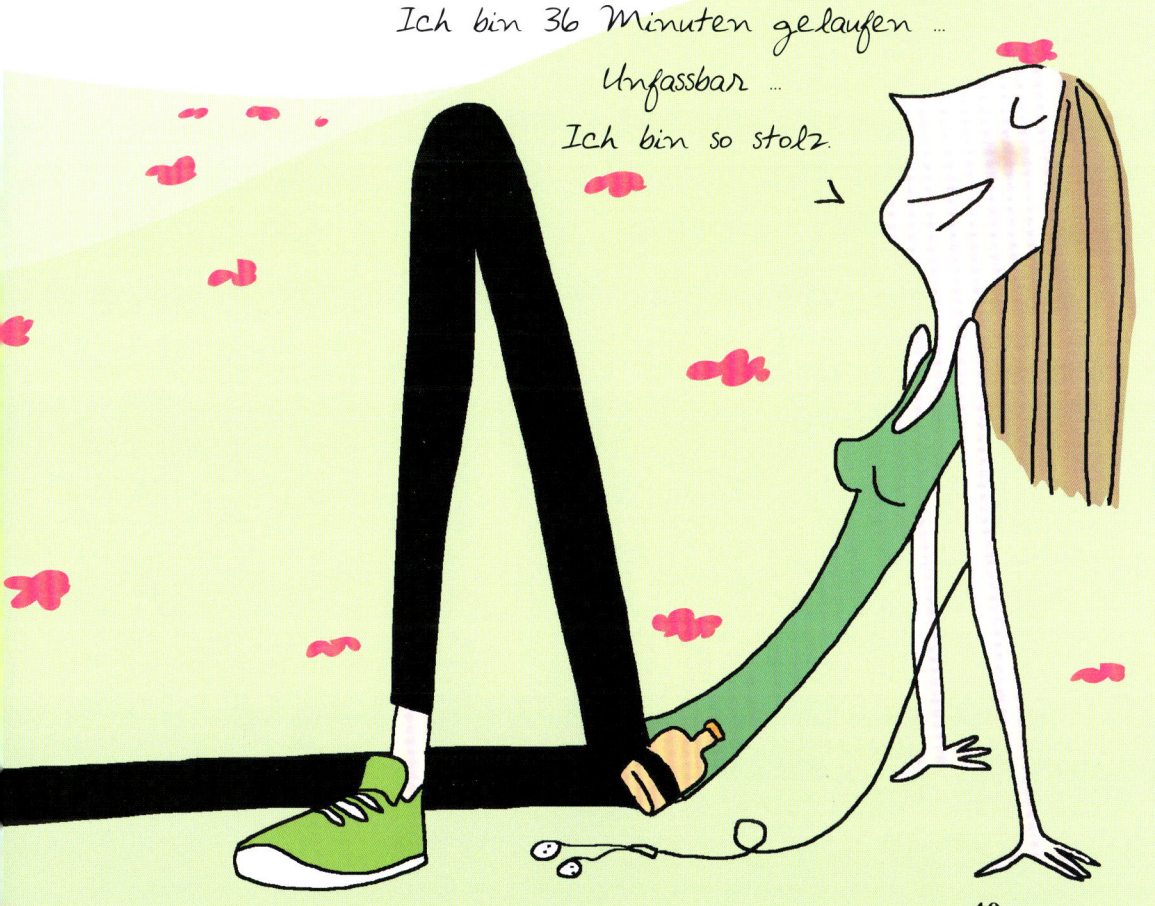

Ich bin 36 Minuten gelaufen … Unfassbar … Ich bin so stolz.

Tag 10 Woche 2

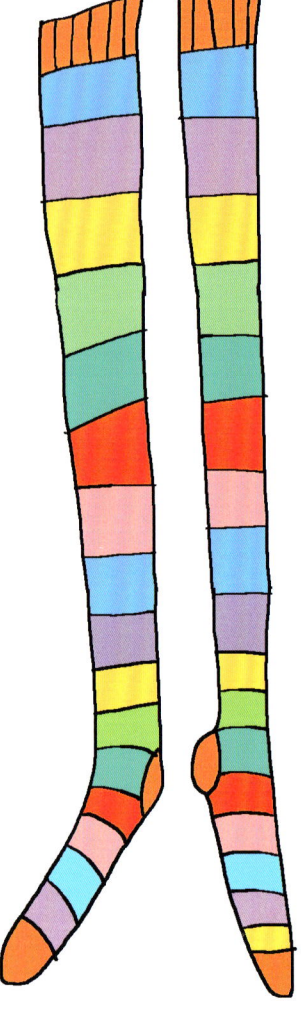

→ DAS ZEUG ZUM ERFOLG
EIN RAT ZUR BEKLEIDUNG

Trockene Socken, die frohlocken

Beim Laufen müssen Sie sich auch bei den Socken der Diktatur des Komforts unterwerfen. Das bedeutet, Socken wählen, die Ihre kleinen, gepeinigten Füße möglichst gut schützen. Am besten sind Sportsocken, die speziell fürs Laufen gemacht sind. Sie sind da verstärkt, wo es am meisten scheuert, bestehen aus schweißableitenden Materialien und verfügen oft über raffinierte Funktionszonen, die durch leichte Kompression bestimmte Fußbereiche stabilisieren. Kaufen Sie Ihre Socken genau wie Ihre Schuhe im Fachgeschäft und probieren Sie sie vorher an. Jetzt heißt es nur noch, an die richtigen geraten …

DIE RETTUNG!
Tempo ins Training bringen

Das optimale Tempo ist ein Dauerthema unter Läufern. Sie setzen dabei die Geschwindigkeit, in der sie laufen, in Beziehung zum Puls bzw. zur Herzfrequenz (Anzahl der Herzschläge pro Minute), und sprechen vom Wettkampftempo (in dem man einen Wettkampf laufen will), vom Schwellentempo (in dem erfahrene Läufer – Sie also noch nicht – Ausdauer und Schnelligkeit trainieren) oder von Pacemakern (Tempomachern, die bei einem Wettkampf in einem bestimmten, möglichst gleichmäßigen Tempo vorauslaufen, damit sich die anderen Läufer daran orientieren können). Eines ist daran auch für Sie interessant: Immer der gleiche Tempo-Trott ist nicht nur monoton, es lässt auch die Leistung stagnieren. Variieren Sie das Tempo immer mal wieder. Das motiviert, erhöht den Spaß und wirkt Wunder!

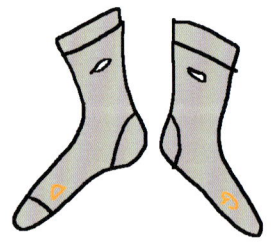

ÜBUNG DES TAGES
Drehsitz

Ausgangsposition: Setzen Sie sich auf den Boden, strecken Sie das linke Bein aus. Schlagen Sie das rechte über das linke Bein und ziehen Sie die rechte Ferse in Richtung Hüfte ran.

Durchführung: Sitzen Sie aufrecht und greifen Sie mit der linken Hand nach dem rechten Knie. Ziehen Sie das Knie sanft in Richtung Brust. Drehen Sie die Schultern leicht nach rechts, sodass sie fast auf einer Linie mit dem Knie sind. Die linke Hand ist locker hinter dem Rücken aufgestützt.

Dauer & Zeitpunkt: Jedes Bein 15 bis 20 Sekunden dehnen. Nach den Fitnessübungen und ab und an nach einer Laufeinheit durchführen.

Ziel: Dehnen verhindert Schmerzen nach dem Laufen oder dem Fitnesstraining.

TRAININGSLOG

Ort

Wetter

Laufpartner

Laufzeit
Strecke km

Dehnübungen

Fitnessübungen

Gemütsverfassung

Schwierigkeiten

Zufriedenheit

Kalorien-Sünden

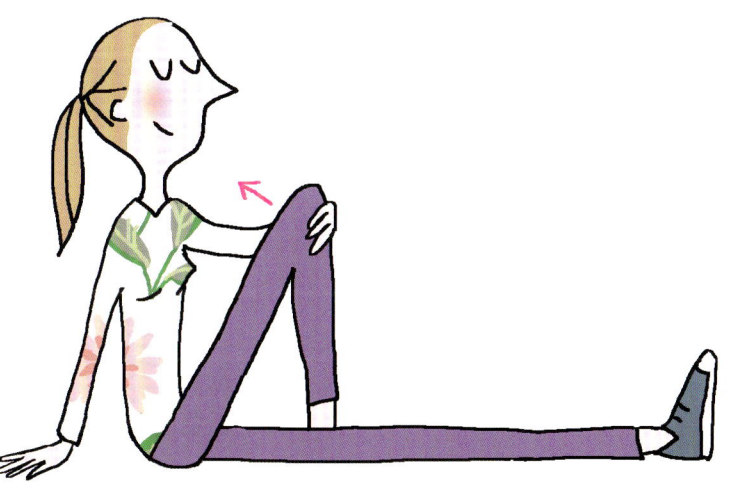

Tag 11

WOCHE 2

Getragen von Ihren letzten, atemberaubenden Erfolgen, strotzen Sie vor Energie und entwickeln langsam eine Laufsucht. Es kommt sogar vor, dass Sie zwischen den Trainingseinheiten unruhig mit den Füßen scharren! Damit Ihnen die Leidenschaft nicht abhandenkommt, denken Sie sich weiter hübsche Ideen aus, wie Sie das Nützliche mit dem Angenehmen verbinden können. Sollte Ihnen als Faulenzerin doch leichtfallen, oder?

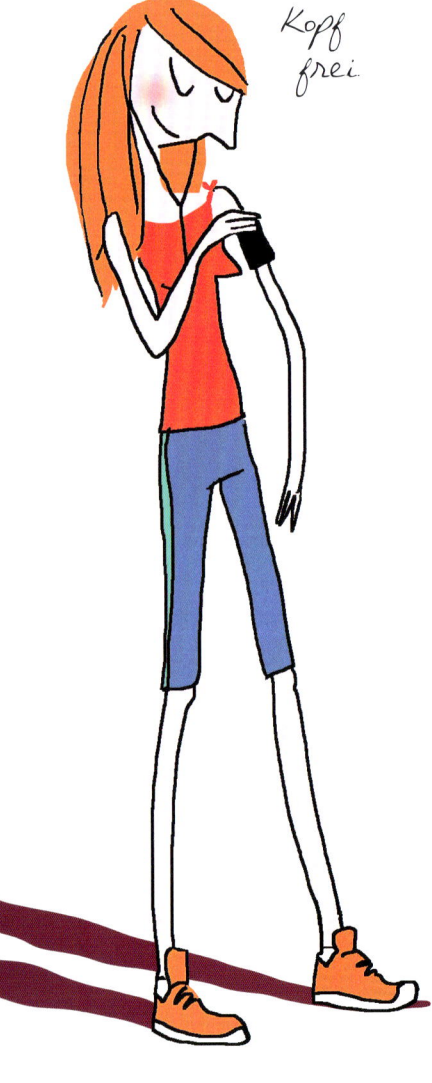

Einfach genial! Musikhören macht den Kopf frei.

✱ *Trainingseinheit des Tages*

Fortschrittshungrig starten Sie in Bestform in die heutige Trainingseinheit. Die Aufwärmphase ist zu einem regelrechten Stressventil für Sie geworden, in der Sie nicht nur Ihren Körper auf die Belastung vorbereiten, sondern auch Ihren Kopf von angestautem Ärger befreien. Völlig entspannt beginnen Sie die 4 Laufminuten. Weil die noch ungewohnt sind, schauen Sie wahrscheinlich andauernd auf die Uhr, um zu sehen, wie lange es noch bis zur Erholung hin ist. Aber es läuft gut. Auch die zweite Runde geht glatt. Kaum begonnen, ist sie auch schon vorbei. Alles paletti. Runde drei, die Maschine läuft wieder an. Ihre Beine bewegen sich mühelos vorwärts, sodass Sie in Ruhe an Ihrer Haltung arbeiten können: Oberkörper aufrichten, Po einziehen, die Arme schwingen locker mit. Der Atem fließt weich. Die Technik sitzt jetzt. 1 Minute Gehen, dann heißt es ein letztes Mal Laufen. Von Müdigkeit attackiert, versuchen Sie, Ihren Geist vom Körper zu trennen. Vergessen Sie Ihre Beine und denken Sie an etwas Schönes. So setzen Sie eine positive Schlussnote hinter Ihre Trainingseinheit und können sich tiefenentspannt auf den Heimweg machen.

❗ Nur so eine idee
Zur rechten Zeit

Schon in der Schule wollten Sie Ihren Eltern weismachen, Sie seien eine Nachteule. Eine gute Ausrede, um so spät wie möglich mit den Hausaufgaben anzufangen und nicht in aller Herrgottsfrühe aufstehen zu müssen. Mit dem Laufen ist es ähnlich. Es gibt das, wovon wir glauben, dass es das Beste für uns ist, und es gibt die Realität. Hören Sie in sich hinein, wenn Sie herausfinden wollen, wann die beste Zeit zum Laufen ist. Gehen Sie, wenn Sie sich fit fühlen. Morgens, mittags, abends … egal. Sie können die Tageszeit auch je nach Jahreszeit oder rund um berufliche und familiäre Termine wechseln. Das ist, nebenbei bemerkt, auch ein gutes Mittel, um Routine und Lustlosigkeit zu vermeiden.

Zahlen-memo

- **Dauer**
  (im Kalender eintragen)
  40 Minuten

- **Zauberformel**
  (auf einen Zettel schreiben und in die Hosentasche stecken)
  10'G + (4 × 4'L/1'G) + 10'G

← Immer geradeaus schauen.

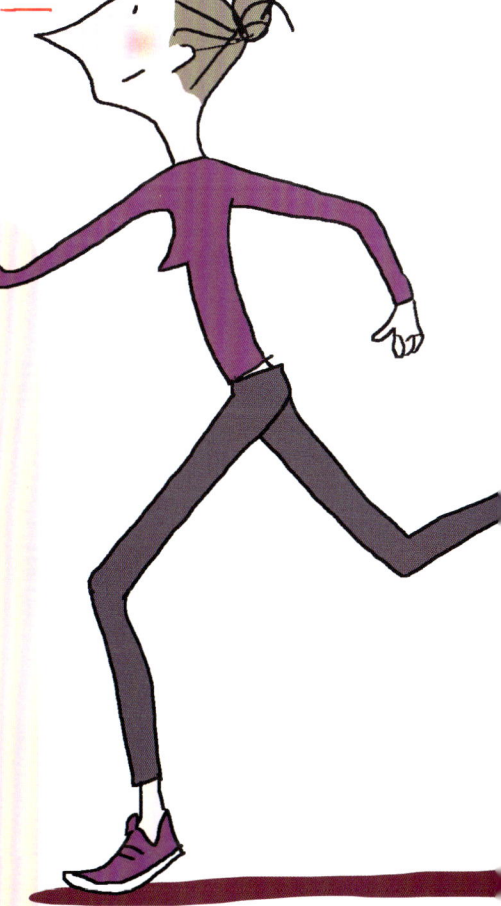

Die rettung!
Kopf hoch!

Schauen Sie beim Laufen nicht auf Ihre Füße. Sie könnten auf die Nase fallen und sehen weder etwas von der herrlichen Natur, noch, was darin vorgeht (Feuerwehrmänner beim Fitnesstraining zum Beispiel). Davon abgesehen, verlieren Sie die Kontrolle über Ihre Haltung. Sind Kopf und Blick gesenkt, beugt man sich mehr nach vorn, obere und untere Körperhälfte bilden keine Linie mehr. Die Folge sind Nacken- und Schulterschmerzen. Sie sollten also geradeaus in Richtung Horizont schauen, den Oberkörper aufrichten und die Schultern locker lassen. Das macht einen riesen Unterschied, Sie werden sehen!

Tag 11 Woche 2

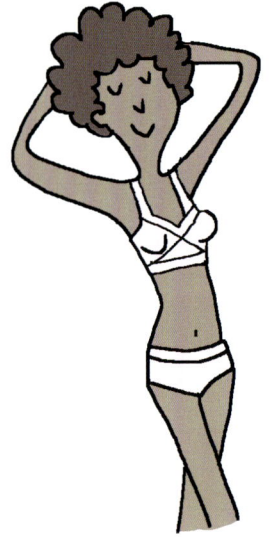

 **DAS ZEUG ZUM ERFOLG
EIN RAT ZUR BEKLEIDUNG**

Drei Tipps für den Unterwäsche-Kauf

1. Größe: Um das Bindegewebe der Brust, das bei jeder Bewegung mitschwingt, zu stabilisieren, muss der BH oder das Bra-Top die richtige Körbchengröße haben (A bis H). Beim Anziehen sollten Sie sich nicht verrenken müssen.

2. Funktionalität: Auch hier heißt es wieder mal praktisch statt sexy, werte Faulenzerin. Keine Spitze, sondern atmungsaktive Synthetika, die leiten den Schweiß am besten ab. Und breite, möglichst verstellbare Träger.

3. Komfort: Der BH sollte Halt geben, aber die Brust nicht abschnüren. Das Atmen fällt beim Laufen schon schwer genug. Wählen Sie ein Modell, das angenehm zu tragen ist und keine zusätzlichen Nähte hat, die scheuern könnten.

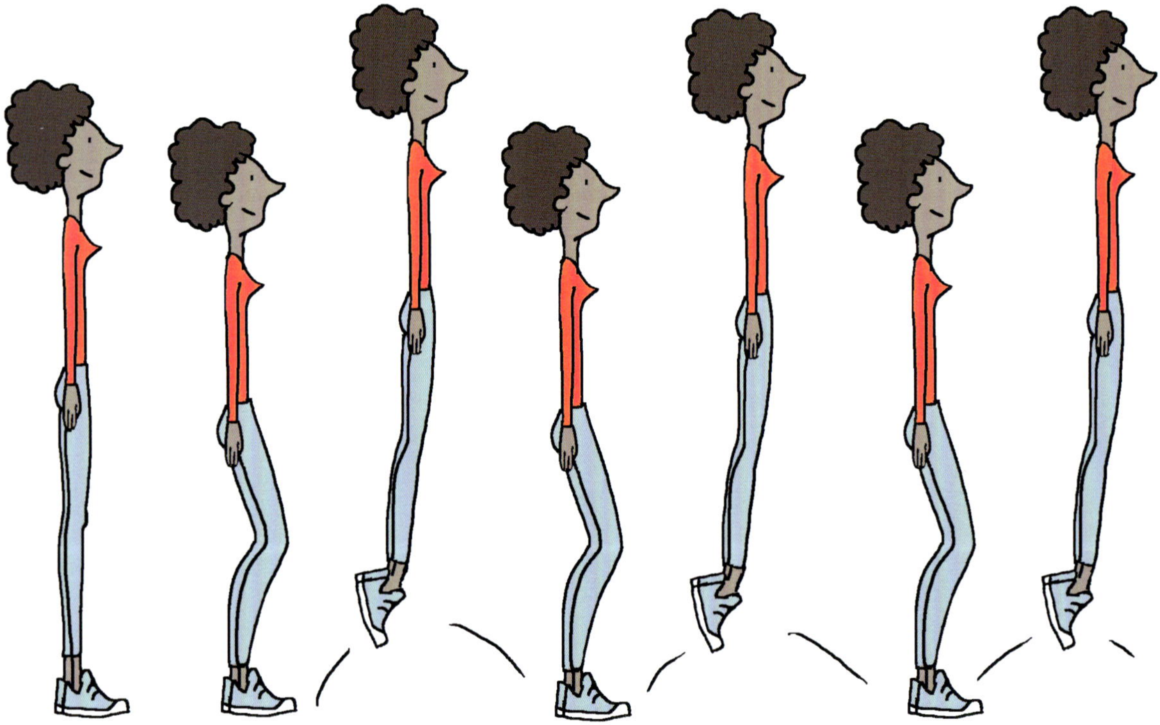

⭐ Übung des Tages
Auf der Stelle springen

🔸 **Ausgangsposition:** Den Körper anspannen, Bauch einziehen, Arme dicht am Körper halten.

🔸 **Durchführung:** Strecken Sie die Beine durch und beugen Sie die Knie leicht. Stellen Sie sich den Sprung nach oben kurz vor und springen Sie dann so kraftvoll wie möglich ab.

🔸 **Dauer & Zeitpunkt:** 2 Runden à 10 Sprünge, dazwischen 1 Minute Erholung. Zu Beginn, am Ende oder außerhalb des Trainings durchführen.

🔸 **Ziel:** Hervorragende Übung, um die Fußmuskulatur zu kräftigen und die Lauftechnik zu verbessern.

Der bonus, der motiviert
Reißaus nehmen

Nicht mehr lange und Sie sind fit für den ersten kleinen Wettkampf (5 oder 7 Kilometer). Dabei geht es nicht um Rekorde, sondern darum, auf ein realistisches Ziel hinzuarbeiten. Beim ersten Mal ist man ein bisschen nervös, klar. Aber spätestens wenn Sie sich am Start einreihen oder triumphierend die Ziellinie überqueren, sind Sie einfach nur glücklich. Eine Welle der Euphorie überspült Sie, weil Sie sich selbst übertroffen haben und an Ihre Grenzen gegangen sind. Teilen Sie diesen Moment mit Ihren Nächsten! Oder bleiben Sie unter Frauen, laden Sie Mutter, Schwestern, Freundinnen oder Kolleginnen ein. Melden Sie sich für einen Frauenlauf an, die gibt es überall. Berlin, Hamburg, Köln … Schöne Ausflugsziele, die einen Wochenendtrip wert sind. Sie kehren als Gewinnerin heim, im Kopf viele Erinnerungen und um den Hals eine Medaille.

Trainingslog

Ort

Wetter

Laufpartner

Laufzeit
Strecke km

Dehnübungen

Fitnessübungen

Gemütsverfassung

Schwierigkeiten

Zufriedenheit

Kalorien-Sünden

Tag 12

WOCHE 2

Tralalala, die Rundumverwandlung nimmt ihren Lauf. Ausdauer allein ist ja schon eine tolle Sache (und kann sehr nützlich sein). Aber obendrein noch eine drahtige, definierte und vollendete Figur zu haben, ist noch besser (und kann noch nützlicher sein). Yeah, so machen Leben und Laufen Spaß!

Pause

Freitag. Zeit für eine wohlverdiente Pause vor einem sportlichen Wochenende. Warum nicht mal den wunden Körper mit einer Massage oder einem Besuch im Hamam verwöhnen? Hinterher fühlen Sie sich frisch und vital wie ein junges Reh. Trinken Sie viel Tee (oder Wasser), das reinigt den Organismus und versorgt ihn mit Feuchtigkeit.

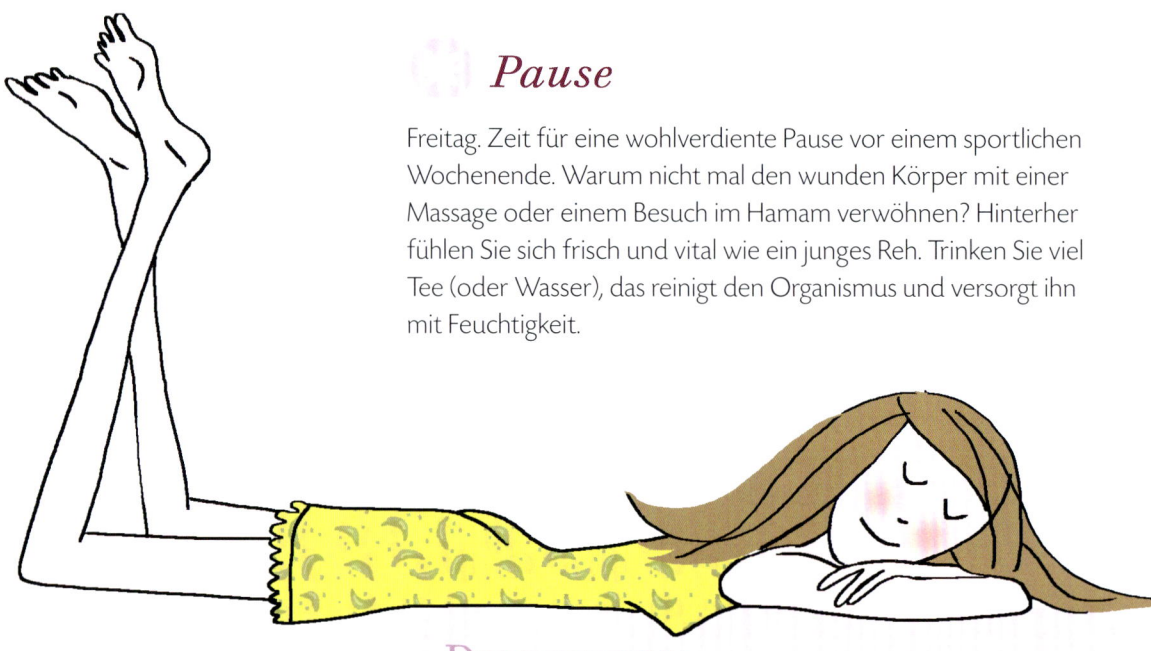

DIE RETTUNG!
Vier Fakten zur Laufbahn

- 400 m: Die Strecke, die man in einer Runde auf Bahn 1 (Innenbahn) zurücklegt.
- 8: Anzahl der Laufbahnen im Stadion
- 1,22 m: Breite einer Laufbahn
- 7,04 m: Die Strecke, die man mit jeder Bahn mehr laufen muss. Läuft man zum Beispiel eine Runde auf Bahn 3, legt man 414,08 m zurück. Deshalb starten die Konkurrenten in einem Leichtathletikwettkampf auch niemals auf gleicher Höhe, sondern versetzt.

Kleine Hilfe der Illustratorin (größter Faulpelz überhaupt), um Sie in Ihren Vorsätzen zu bestärken.

① Je öfter du schwänzt, desto grausamer wird das nächste Mal.

② Hört man auf, hängt der Hintern wieder runter.

Au! Au! Ich sterbe.
Hilfe!
Taxi! Taaaxiii!

Ich bin doch nicht bekloppt.
Der Po wächst wieder mit dem Oberschenkel zusammen.

③ Leg dir eine Playlist „Run" extra fürs Laufen an. Wenn du sie hören willst, musst du laufen gehen.

④ Weil du eine 💩-Woche hattest, und Laufen den Kopf frei macht und du jedes Mal so glücklich bist, wenn du's geschafft hast.

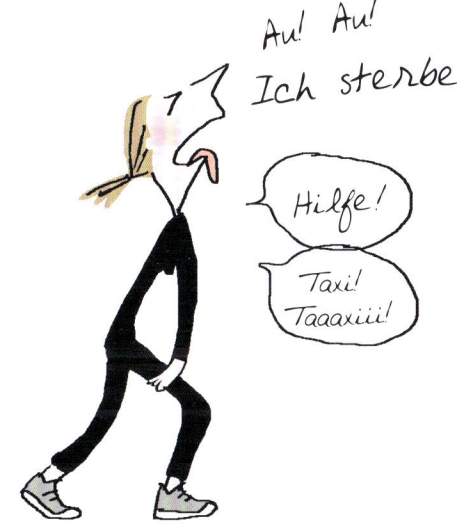

Tag 12 woche 2

→ DAS ZEUG ZUM ERFOLG
EIN RAT ZUR GESUNDHEIT

Ach und Weh

Wenn Sie laufen, konzentrieren Sie sich ganz auf sich. Sie hören in Ihren Körper hinein, um ihn besser steuern und antreiben zu können. Dabei sind Sie wachsam und bemerken, wenn es hakt, wehtut oder sich nicht gut anfühlt. Wenn Sie während der Anstrengung einen ungewöhnlichen Schmerz in der Brust, Herzrasen oder Atemnot wahrnehmen, suchen Sie sofort einen Arzt auf. Mit der Gesundheit ist nicht zu spaßen. Um nichts dem Zufall zu überlassen, machen Sie vor Beginn Ihres Trainingsprogramms einen Leistungstest bei einem Kardiologen oder Sportmediziner. Danach können Sie beruhigt und angstfrei dem Laufen frönen.

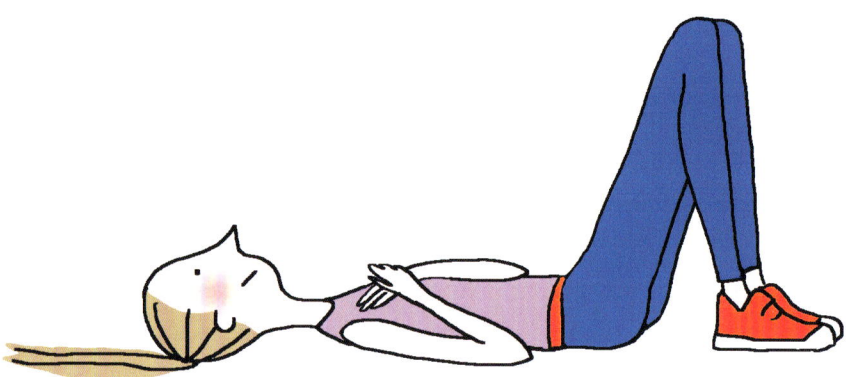

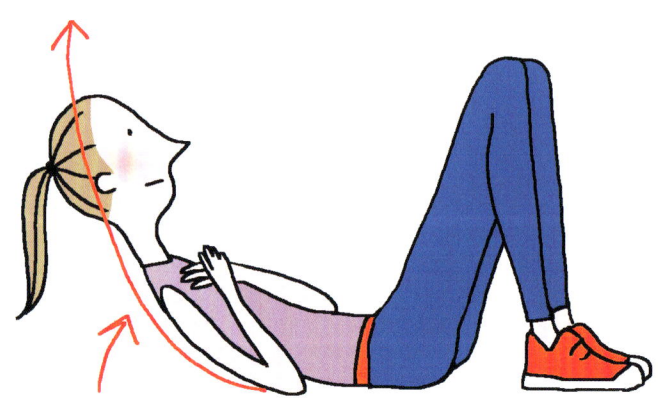

Übung des Tages
Bauchmuskeltraining: Sit-ups

Ausgangsposition: Legen Sie sich im Gras, auf der Laufbahn oder auf dem Teppich auf den Rücken. Stellen Sie beide Füße auf und ziehen Sie die Fersen in Richtung Po. Ziehen Sie den Bauch ein.

Durchführung: Die Hände auf der Brust kreuzen und den Oberkörper anheben, sich aber nicht aufsetzen. Bleiben Sie einen Moment oben – atmen nicht vergessen – und senken Sie den Oberkörper langsam wieder ab (beide Bewegungen sind gleich wichtig). Beim Anheben aus-, beim Absenken einatmen.

Dauer & Zeitpunkt: 4 Runden à 20-mal Aufrichten. Um den Schwierigkeitsgrad zu erhöhen und die Übung zu variieren, können Sie in einer Runde das Auf- und Abrollen in zwei oder drei Etappen splitten. Nach der Laufeinheit (vor den Dehnübungen) oder als Fitnesstraining durchführen.

Ziel: Mit einer trainierten Bauchmuskulatur fällt es einem leichter, die korrekte Laufhaltung einzunehmen, sie verhindert Schmerzen und man hält besser durch.

Der bonus, der motiviert
Das Herz eines jungen Mädchens

Laufen macht das Herz topfit. Es wird größer und kann mehr leisten und schlägt sowohl im Ruhezustand als auch bei Anstrengung langsamer. Ein starkes Herz und eine verbesserte Durchblutung senken das Risiko für Herz-Kreislauf-Erkrankungen und schaffen neue Kraftreserven. Donnerwetter!

Tag 13

WOCHE 2

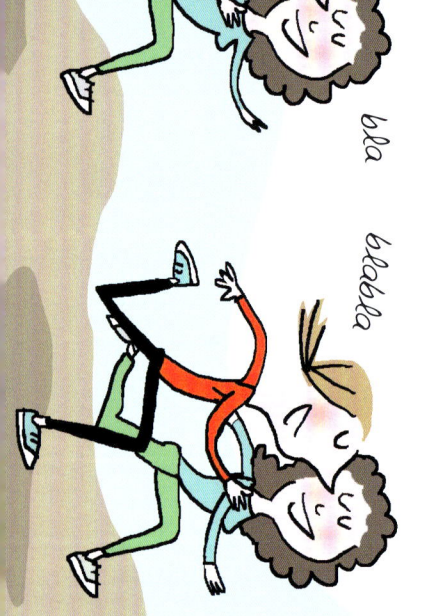

Was denn, die Faulenzerin hat Sie mal wieder eingeholt? Heieiei ... Schnell, vertreiben Sie den Schlendrian. Und damit Sie sich nicht fatigieren, heißt es Partner, Strecken, Zeiten alternieren!

Trainingseinheit des Tages

Sie fühlen sich schlapp und beschließen, eine Faulenzerin anzuheuern und zu zweit laufen zu gehen. Klasse Idee! In den 10 Aufwärmminuten sinnieren Sie ausgiebig über Gott und die Welt. Die Worte wechseln schnell, die Schritte auch. Während der Laufminuten wird selbstverständlich weiter diskutiert. Sie heften sich an die Fersen Ihrer Partnerin und lassen sich sieben Runden lang von ihr ziehen. Das macht so großen Spaß, dass Sie gar nicht merken, wie die Zeit vergeht. Die Übergänge laufen wie geschmiert. Die ersten Laufminuten? Easy. Die ersten Erholungsminuten und Sie müssen auf einen Schwall intimer Fragen antworten. Gott sei Dank, die fünfte Laufeinheit steht an und bewahrt Sie vor einer folgenschweren Beichte. Jetzt sind Sie dran: Quetschen Sie Ihre Partnerin aus wie eine Zitrone. Fragen stellen ist beim Laufen leichter als Antworten geben. Sie haben das Hintertürchen entdeckt und machen schadenfroh Gebrauch davon. Wieder 3 Minuten Traben und Schwatzen. Erlauben Sie sich in der Erholungsphase einen ordentlichen Lachflash. Nutzen Sie die abschließende Runde, um zu einer fließenden Atmung zurückzufinden und sich auf den letzten Metern ein kleines Wettrennen zu liefern. Erste! Der Soja-Latte danach geht auf die Rechnung Ihrer Partnerin!

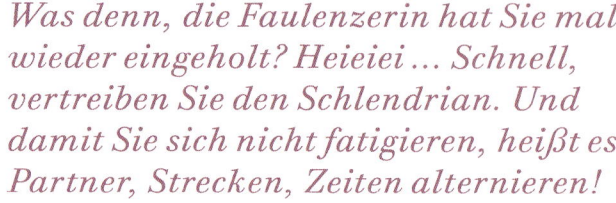

❗ Nur so eine idee
Auf Achse mit dem Drahtesel

Keine Lust mehr, andauernd einen Fuß vor den anderen zu setzen? Warum nicht mal die Laufschuhe gegen das Fahrrad eintauschen? Radfahren tut auch einer Läuferin gut. Die unteren Extremitäten werden gekräftigt, aber der Körper wird nicht ständig durch Stoßwellen erschüttert (Sie müssen Ihr Gewicht nicht selbst tragen). Vor allem bringen Sie Abwechslung in Ihr Training. Wenn das Wetter mitspielt, machen Sie eine Freiluftpartie daraus, wenn nicht, legen Sie eine Glanzleistung im Fitnessstudio hin. Hauptsache Sport!

Zahlen-memo

- **Dauer**
(im Kalender eintragen)
48 Minuten

- **Zauberformel**
(auf einen Zettel schreiben und in die Hosentasche stecken)
10'G + (7 × 3'L/1'G) + 10'G

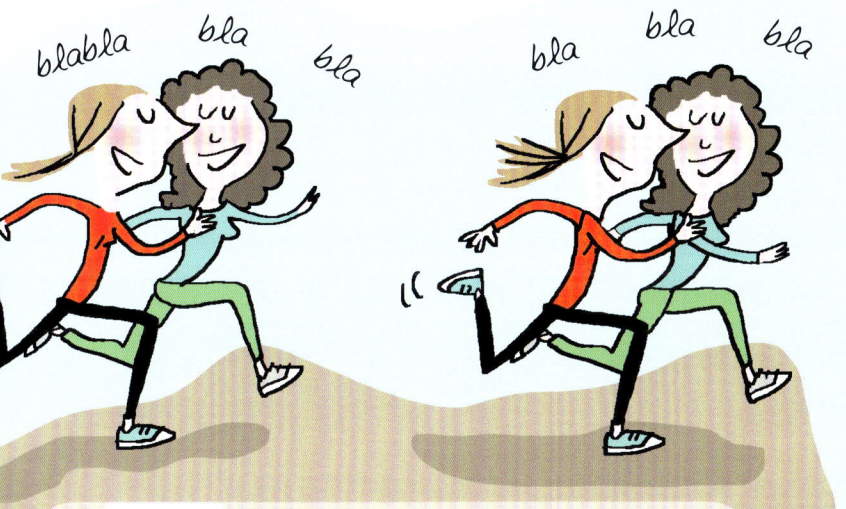

Die rettung!
Die Schnellen vorbeilassen

Sie wollen lässig sein? Im Faulenzerinnen-Style joggen? Kein Problem. Aber bitte, haben Sie Erbarmen und machen Sie Platz ... Lassen Sie Speedy Gonzales & Co. vorbei, die ihr VO2max-Trainingssoll (was für später, wenn Sie groß sind) durch Beschleunigungsmanöver zu erfüllen versuchen und dabei ziemlich dick auftragen. Eines Tages werden Sie's denen heimzahlen ...

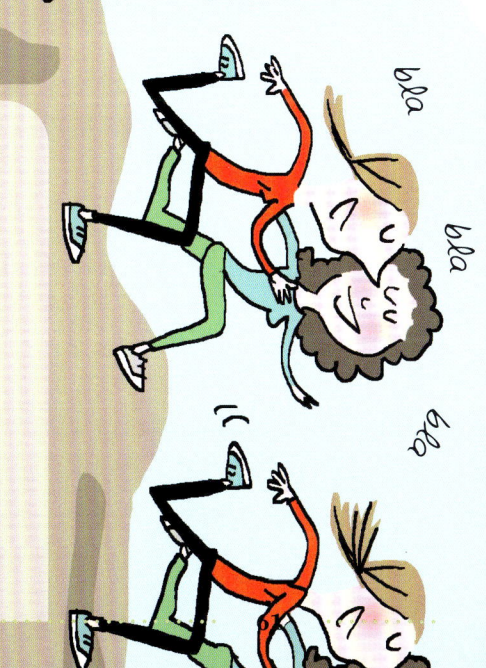

Tag 13 woche 2

 ## Das zeug zum erfolg
Ein rat zur ernährung

Es lebe light!

Damit Sie leicht wie eine Gazelle laufen, sollten Sie vor dem Training nicht wie ein Vielfraß reinhauen. Kein Steak und keine Pommes. Stattdessen ein leichter, gut verdaulicher Imbiss (Vorsicht mit Milchprodukten), den Sie je nach Tageszeit zusammenstellen. Rechnen Sie nach dem Essen mindestens zwei Stunden für die Verdauung ein. Für kleine Sünden bekommen Sie fette Rechnungen. Seitenstechen, schwere Beine, Übelkeit … Spielen Sie nicht den Cowboy, Sie werden es bitter bereuen.

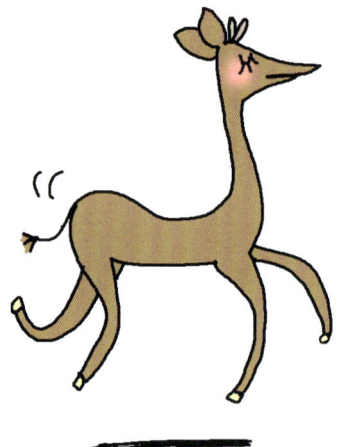

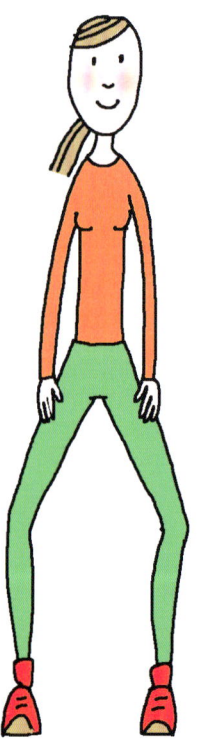

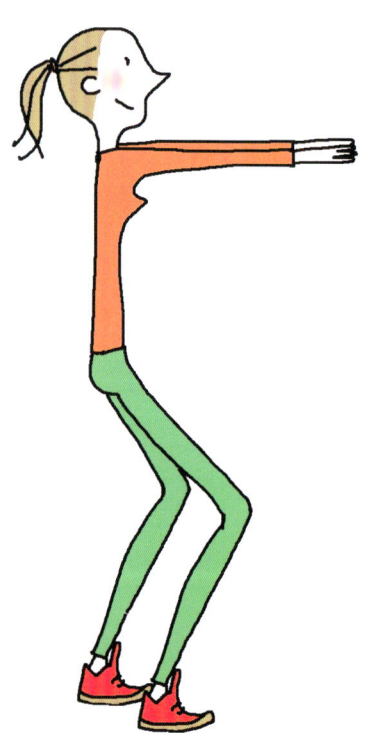

ÜBUNG DES TAGES
Und obenrum?

Ausgangsposition: Beine breit auseinanderstellen, Knie leicht beugen. Den Rücken gerade halten, den Kopf in Verlängerung der Wirbelsäule, die Arme locker hängen lassen.

Durchführung: Strecken Sie die Arme parallel zum Boden nach vorn aus. Stellen Sie sich vor, Sie balancieren einen Stab auf Ihren Schultern. Ausatmen und Schultern heben, beim Einatmen die Schultern wieder nach unten bringen, ohne den Kopf zu bewegen.

Dauer & Zeitpunkt: 3 Runden à 10 bis 15 Wiederholungen ohne Anstrengung. Und eine vierte, bei der Sie sich vorstellen, der Stab auf Ihren Schultern sei schwer. Als Fitnesstraining durchführen.

Ziel: Kräftigt Arme und Schultern und gibt eine schöne Laufhaltung.

DER BONUS, DER MOTIVIERT
„Ich bin schön."

Seitdem Sie laufen, fühlen Sie sich großartig. Viel besser als früher. Im Körper, aber auch im Kopf. Beide stehen nämlich in Wechselwirkung miteinander. Sie fühlen sich schlanker und kräftiger, aber auch ausgeglichener und vitaler. Dieses Wonnegefühl verspüren Sie nicht ununterbrochen, aber es begleitet Sie durch den Tag. Nach einem Training fühlen Sie sich, als läge Ihnen die Welt zu Füßen. So etwas passiert Ihnen nicht alle Tage, also machen Sie kein Hehl daraus. Nehmen Sie dieses Geschenk an, auch im Namen all derer, die Sie vor Glück strahlen sehen.

TRAININGSLOG

Ort

Wetter

Laufpartner

Laufzeit
Strecke km

Dehnübungen

Fitnessübungen

Gemütsverfassung

Schwierigkeiten

Zufriedenheit

Kalorien-Sünden

Tag 14
WOCHE 2

Sonntag, der Tag des Herrn. Aber auch der Tag, an dem Sie Ihr nächstes Ziel erreichen werden. Caramba, heute heißt es, 35 Minuten laufen. Wohoo! Wenn Sie nur daran denken, bekommen Sie weiche Knie. Aber nichts ist unmöglich für ein tapferes Herz wie das Ihre.

Trainingseinheit des Tages

Zum Ende der Woche folgende Programmänderung: Sie fangen wie immer mit schnellem Gehen an, aber nach 100 Metern joggen Sie den Rest der Aufwärmphase. 5 Minuten langsames Joggen, um sich einzulaufen, mögen Ihnen lang vorkommen, aber im Nu werden die Beine leicht, die Glieder geschmeidig. Jetzt sind Sie bereit, 4 Minuten lang schneller zu laufen. Sie verlängern spontan die Schritte und erhöhen das Tempo. Usain Bolt machen Sie noch keine Konkurrenz, aber trotzdem. Die Erholungsminute ist kein Luxus. Von der Anstrengung noch leicht betäubt, sammeln Sie sich rasch wieder und nehmen den nächsten 4-Minuten-Run in Angriff. Auch dieser wieder dynamisch und ausdauernd, als ob Sie galoppierten. An den letzten Sekunden haben Sie ganz schön zu knabbern, der Blick klebt an der Uhr, Sie zählen runter. 1 Minute Gehen, Sie fassen sich wieder. Drei Runden stehen noch aus, gefolgt von 5 langen Minuten Joggen. Nie hätten Sie für möglich gehalten, dass Sie das eines Tages schaffen. Völlig verdattert bringen Sie Ihren Auftrag zu Ende und lassen den Freudentränen freien Lauf: 35 Minuten Laufen, *check*!

❗ Nur so eine idee
Run & love

Sie haben Himmel und Hölle in Bewegung gesetzt (oh ja, das haben Sie), um Ihre bessere Hälfte zu überreden, mit Ihnen laufen zu gehen. Ob der Herr nun unsportlich oder im Gegenteil zu sportlich ist, er hat Sie jedenfalls lange hingehalten. Und kaum, dass er endlich an Ihrer Seite läuft, zeigen sich schon die ersten Differenzen. Denken Sie sich Erschwernisse aus, um den Läufer in ihm anzustacheln: einen vollgepackten Rucksack, Gewichte an den Fußgelenken, Extra-Runden hin und zurück. Falls er sich wie Sie gern einen lauen Lenz macht, stellen Sie ihm eine Belohnung in Aussicht: ein 3-Gänge-Menü, eine Traumfigur, ein Wettrennen gegen Sie. So oder so sollten Sie seine Kräfte nicht überschätzen. Machen Sie dem jungen Mann klar, dass er sich warm anziehen muss, wenn Sie ihm nicht den Rang ablaufen sollen. Er soll ruhig ein bisschen zittern!

Zahlen-memo

- **Dauer**
  (im Kalender eintragen)
  35 Minuten

- **Zauberformel**
  (auf einen Zettel schreiben und in die Hosentasche stecken)
  **5′ Joggen
  + (5 × 4′L/1′G)
  + 5′ Joggen**

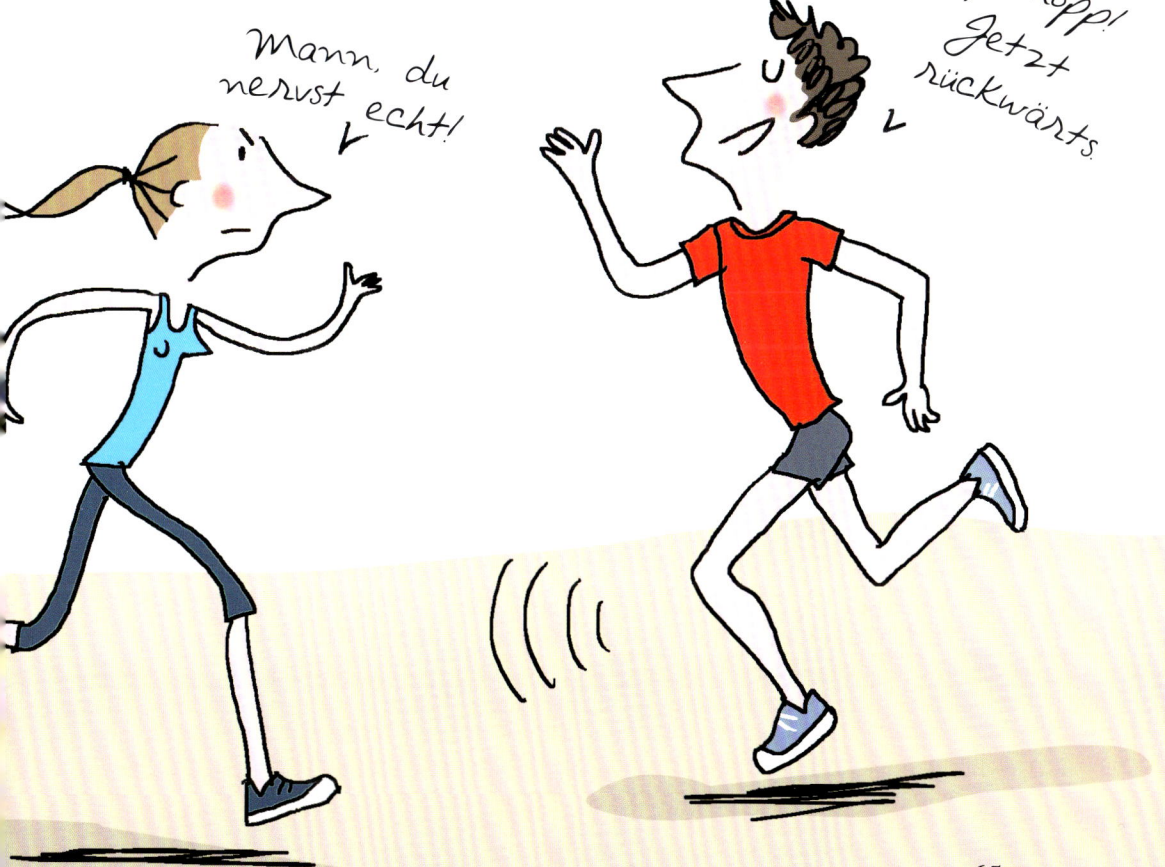

Tag 14 woche 2

DAS ZEUG ZUM ERFOLG
EIN RAT ZUM TRAINING

Auf den Atem ist Verlass

Sie sind sich nie sicher, ob Sie zu schnell oder zu langsam laufen? Nehmen Sie den Atem als Richtwert. Er ist ein ausgezeichneter Indikator für das geeignete Tempo. Wenn sich der Atemrhythmus beschleunigt, ist das nicht schlimm, wichtig ist, dass der Atem fließt und Sie weder Atemaussetzer haben noch nach Luft schnappen müssen. Andernfalls drosseln Sie das Tempo oder wechseln Sie wieder zwischen Laufen und Gehen, denn Sie riskieren sonst Verletzungen, die Ihnen den Laufsport für immer vermiesen. Eile mit Weile.

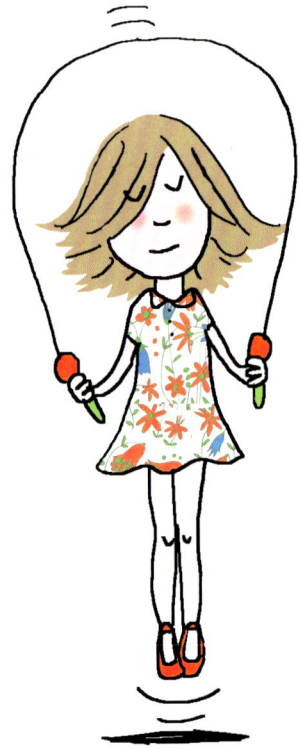

DER BONUS, DER MOTIVIERT
Endorphin, mon amour

Morgens ist die Laune top, top, top. Und zwar jeden Morgen. Und wem haben Sie das zu verdanken? Dem Endorphin, das der Körper, der sich über viel Bewegung freut, nach 20 Minuten körperlicher Anstrengung bereitwillig ausschüttet. Das Hormon hebt nicht nur die Stimmung, es hemmt auch Angstgefühle und lindert Schmerzen. All das ist seiner euphorisierenden Wirkung zuzuschreiben, die Sie in den siebten Himmel befördert. Na ja, fast ...

Übung des Tages
Seilspringen

Ah, Seilspringen! Darin waren Sie doch der Star auf dem Pausenhof. Wir geben Ihnen Gelegenheit, Ihr Talent endlich wieder unter Beweis zu stellen.

● **Ausgangsposition:** Füße und Beine sind geschlossen, das Körpergewicht ist gleichmäßig verteilt. Die Handgelenke vom Körper weghalten, damit sie frei kreisen können. Dabei die Schultern nicht anheben.

● **Durchführung:** Springen Sie 20 Sekunden langsam auf der Stelle und lassen Sie das Seil unter den Füßen durchlaufen. Dann drei Durchläufe à 30, 40 | und schließlich 50 Sekunden. Zum Schluss erhöhen Sie den Schwierigkeitsgrad, indem Sie für 1 Minute die Knie hoch anheben oder abwechselnd nur auf einem Bein springen.

● **Dauer & Zeitpunkt:** Jeden Tag 3 Runden à 3 Minuten, dazwischen je 1 Minute Erholung. Als Fitnesstraining durchführen.

● **Ziel:** Trainiert das Herz-Kreislauf-System und die Atmung, stärkt die Muskulatur (Beine, Po, Rücken, Schultern, Bauch), verbessert die Trittsicherheit und fördert flüssige Bewegungen. |

Trainingslog

Ort

Wetter

Laufpartner

Laufzeit
Strecke km

Dehnübungen

Fitnessübungen

Gemütsverfassung

Schwierigkeiten

Zufriedenheit

Kalorien-Sünden

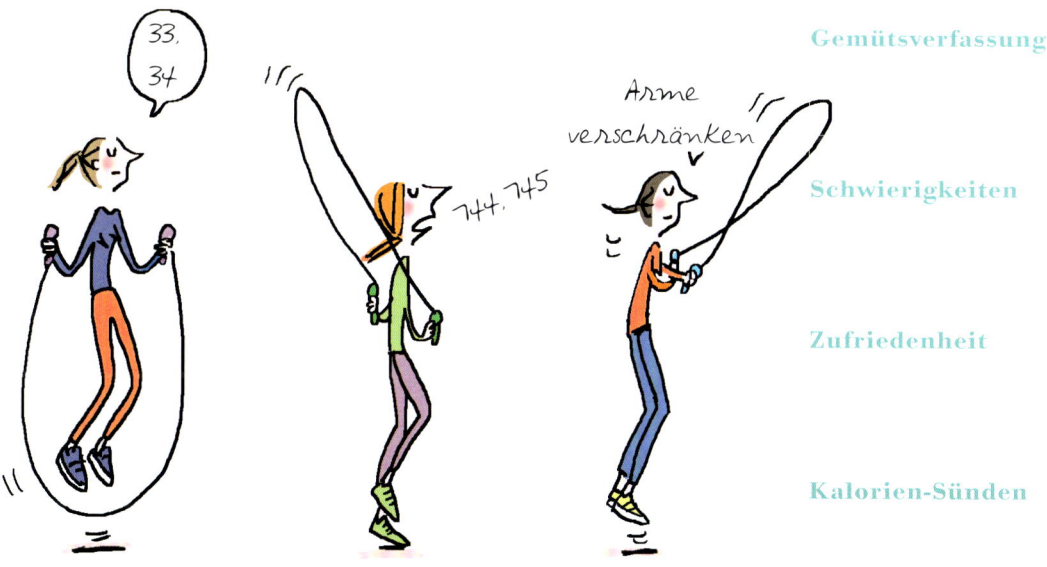

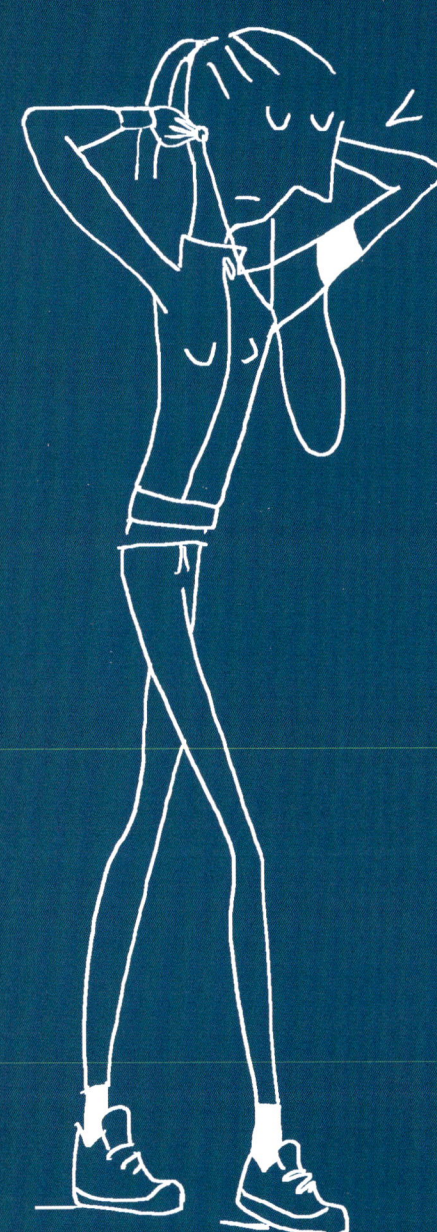

Was ich in 45 Minuten alles machen könnte ... Schlafen zum Beispiel ...

WOCHE 3

•

Oder wie Sie zur
Laufkönigin aufsteigen:
45 Minuten laufen

Tag 15

WOCHE 3

Das ist sie, die große Herausforderung der dritten Woche: 45 Minuten laufen! Potz Blitz. Jetzt bloß nicht kneifen oder die Faulenzerin raushängen lassen! Schütteln Sie sich kräftig wie eine Kokospalme, vergessen Sie nicht, dass Sie eine Kanone sind, und rennen Sie los. Run, Forrest, run!

Pause!

Nach der Meisterleistung gestern lacht Ihnen das Herz im Leib. Und der Körper stöhnt vor Schmerzen. Genehmigen Sie sich ein Stretching, 45 Minuten ganz für Sie allein. Das fördert die Regeneration und baut muskuläre Verspannungen ab. Licht aus, sanfte Musik auflegen, Kerzen anzünden. Legen Sie sich auf eine Matte und führen Sie jede Dehnung bewusst aus. Zuerst der Rücken: Setzen Sie sich auf die Fersen und beugen Sie sich nach vorn, strecken Sie die Arme über dem Kopf weit nach vorne aus und bringen Sie die Stirn zum Boden. 20 Sekunden dehnen, wieder aufrichten und die Übung wiederholen. Nun das linke, dann das rechte Bein dehnen. Die linke Pohälfte und die rechte. Den linken Arm und den rechten. Lassen Sie sich ganz darauf ein, das tut wahnsinnig gut. 2 Minuten Endentspannung im Liegen, die Augen sind geschlossen. Leeren Sie Ihren Kopf und genießen Sie einfach.

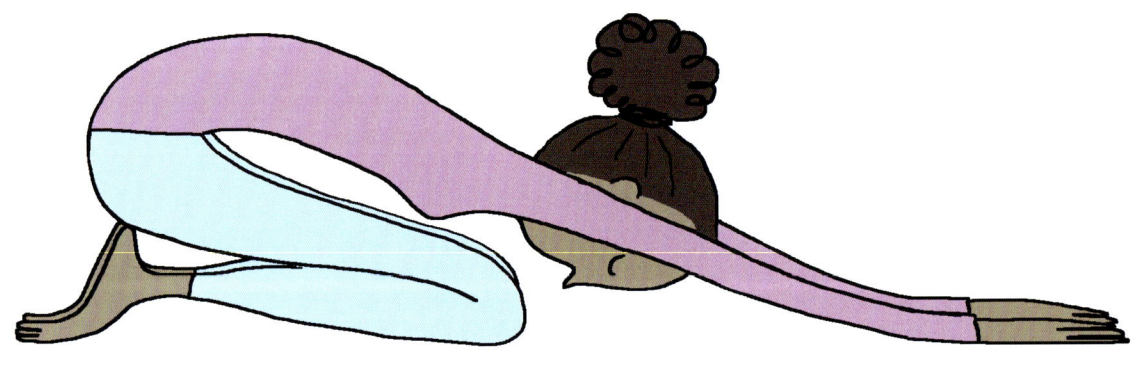

❗ Nur so eine idee
Laufen auf nüchternen Magen ...

... was für ein entsetzlicher Gedanke. Wenn Sie es erst ausprobiert haben, werden Sie jedoch nicht mehr darauf verzichten wollen (allerdings nicht öfter als einmal pro Woche). Gefrühstückt wird nicht, nur Tee oder Kaffee sind erlaubt, sonst wäre die Sache zwecklos. Laufen Sie nicht länger als 45 Minuten. Keine Angst, das Training ist gut verträglich und darüber hinaus hoch effizient. Sie verbrauchen ein Maximum an Kalorien. Und wie gut tut hinterher das stärkende Frühstück mit Brot oder Müsli, einer Frucht (nicht auspressen), einem Milchprodukt und einem heißen Getränk. O Fortuna!

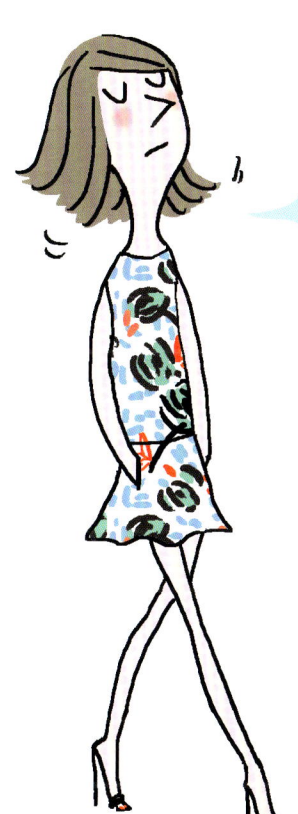

Mit leerem Magen Sport treiben ... Klar doch ... nur zu ... Warum nicht gleich im strömenden Regen laufen ...

Tag 15 WOCHE 3

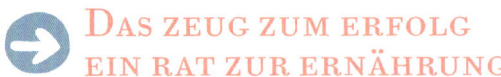
DAS ZEUG ZUM ERFOLG
EIN RAT ZUR ERNÄHRUNG

Ein bisschen Stärke gehört in jede Mahlzeit

Kalorien zu verbrennen ist gut und schön. Aber welche einzusparen ist noch besser. Verbannen Sie so gut es geht Fette und Süßigkeiten aus Ihrem Speiseplan und bevorzugen Sie stärkehaltige Lebensmittel. Reis, Grieß, Nudeln oder Vollkornbrot sind Kraftnahrung für die Muskeln. Sie liefern komplexe Kohlehydrate, die bei körperlicher Anstrengung besonders benötigt werden. Bei regelmäßiger sportlicher Betätigung sollten sie Bestandteil jeder Mahlzeit sein. Pro Trainingseinheit rechnet man etwa eine Portion stärkehaltige Lebensmittel (am besten Vollkornprodukte). Essen Sie viel Gemüse und Proteine (Fleisch, Ei, Fisch) dazu, damit die Ernährung ausgewogen ist.

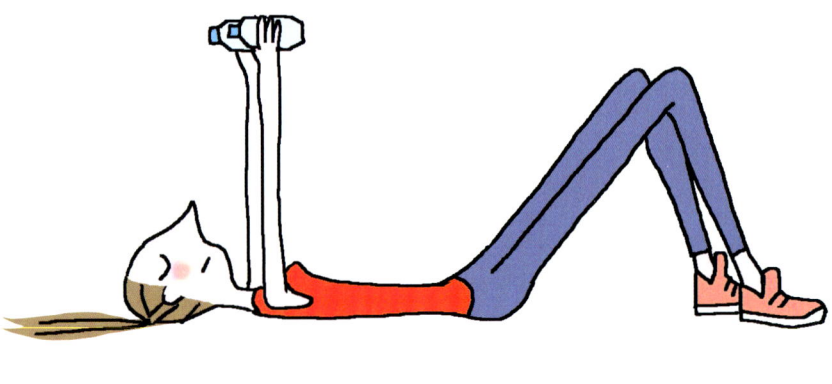

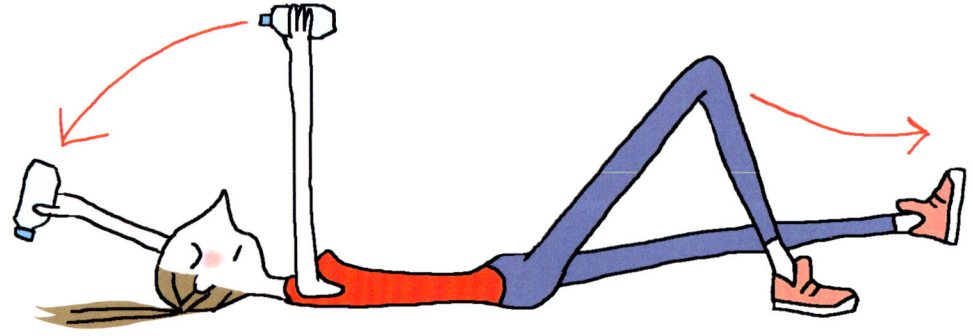

ÜBUNG DES TAGES
Sixpack

Ausgangsposition: Legen Sie sich auf den Rücken und spannen Sie die Bauchmuskeln an. Die Beine sind angewinkelt, die Arme nach oben ausgestreckt. Nehmen Sie zwei Wasserflaschen bzw. zwei Hanteln in die Hände.

Dauer: 3 oder 4 Runden mit jeweils etwa 20 Wiederholungen, dazwischen 1 Minute Erholung.

Durchführung: Strecken Sie ein Bein nach vorn aus und führen Sie gleichzeitig die Arme hinter dem Kopf zum Boden. Kommen Sie in die Ausgangsposition zurück und wechseln Sie das Bein.

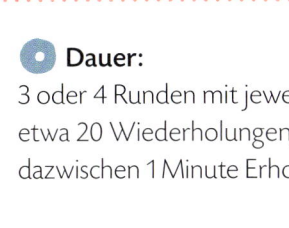
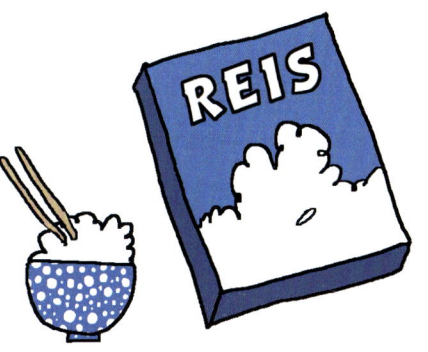
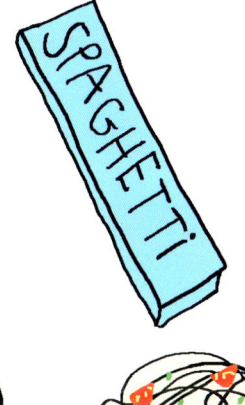

DIE RETTUNG!
Richtig aufgesetzt ist halb gewonnen

Ihre Füße platschen beim Laufen regelrecht auf den Boden? Autsch! Das bedeutet, Sie setzen die ganze Fußsohle gleichzeitig auf und riskieren damit, sich zu verletzen, weil nichts den Stoß beim Aufprall abfängt. Außerdem nutzen Sie Ihre Füße nicht als natürliche Ressource für eine flüssige Laufbewegung. Geschmeidiger geht es so: Auf der Ferse landen, dann den Mittelfuß aufsetzen und über den Vorfuß abrollen. Weiß Gott keine perfekte Technik (schon gar nicht für die Minimalisten unter den Läufern), aber eine, die den Bewegungsapparat schont und Energie spart.

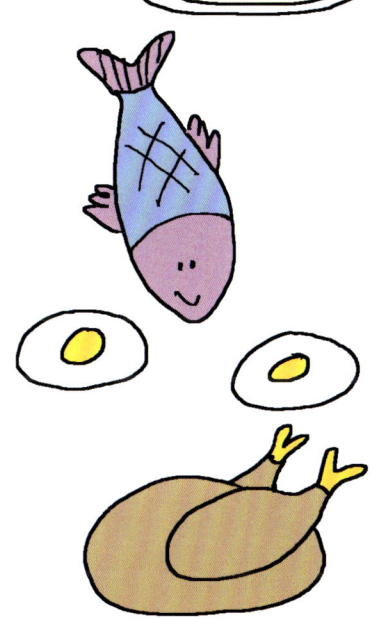

Tag 16

WOCHE 3

Mittlerweile fühlen Sie sich richtig wohl beim Laufen. Dieser Sport ist längst kein Buch mit sieben Siegeln mehr für Sie. Jetzt müssen Sie nur noch Ihre besch*** Ausdauer trainieren und einen Zahn zulegen. Denn da liegt das Problem: Sie sind immer noch lahm wie eine Schnecke (0,002 km/h). Hopp, hopp, hoch die Beinchen!

✺ Trainingseinheit des Tages

Na los, los, los ... An manchen Tagen muss man sich zum Training besonders anspornen. Schon der Gedanke ans Umziehen erschöpft Sie. Durch die Aufwärmphase schleppen Sie sich mehr als dass Sie joggen. Immer wieder sind Sie kurz davor, kehrtzumachen und abzuhauen. Schweren Herzens beginnen Sie schließlich doch mit den ersten 5 Minuten Laufen. Komischerweise kommen Ihre Beine flott voran. Verrückt, dieser Sport. Man kann seine Tagesform einfach nicht voraussehen. In der Erholungsphase atmen Sie schön tief aus. Und dann heißt es auch schon wieder Laufen (noch mal 5 Minuten). Alles, was um Sie herum geschieht, nehmen Sie ins Visier. Sie passieren eine Truppe flinker Feuerwehrmänner, eine Omi, die Nordic Walking betreibt, und viele andere Läuferinnen wie Sie. Alle diese Leute in Aktion zu sehen, hilft Ihnen. Sie fühlen sich nicht so allein. Deshalb suchen Sie auch in der Erholungsphase weiter Anschluss. In den letzten 5 Minuten wünschen Sie die Dehnübungen herbei, wenn Sie sehen, wie der hübsche Jüngling da drüben seine gut trainierten Waden lockert. Gleich ist es so weit ... Nur Mut. Noch 5 Minuten ganz langsames Joggen, auch wenn Sie schon etwas kurzatmig sind. Ihre Arme dürfen sich bereits entspannen. Jetzt ist Dehnen angesagt. Zuerst die Oberschenkel ...

❗ NUR SO EINE IDEE
Gruppenlauf

Versuchen Sie, einmal pro Woche sämtliche Lauffreunde für ein gemeinsames Training zusammenzutrommeln. Damit Ihre schnelleren Kameraden Sie nicht dauernd abhängen, sollten hin und wieder Sie das Tempo vorgeben. Davon haben alle etwas. Lassen Sie keine Monotonie aufkommen, bauen Sie kleine Spielereien ins Training ein: Sprints, Rundkurse, Sprungläufe (Einbeinsprünge, Anfersen, Kniehebelauf). Aber lassen Sie ja nicht Aufwärm- und Auslaufphase aus! Mehr Läufer bedeuten mehr Fun und mehr Energie, um den Rest des Programms zu bewältigen.

ZAHLEN-MEMO

- **Dauer**
(im Kalender eintragen)
33 Minuten

- **Zauberformel**
(auf einen Zettel schreiben und in die Hosentasche stecken)
**10' Joggen
+ (3 × 5'L/1'G)
+ 5' Joggen**

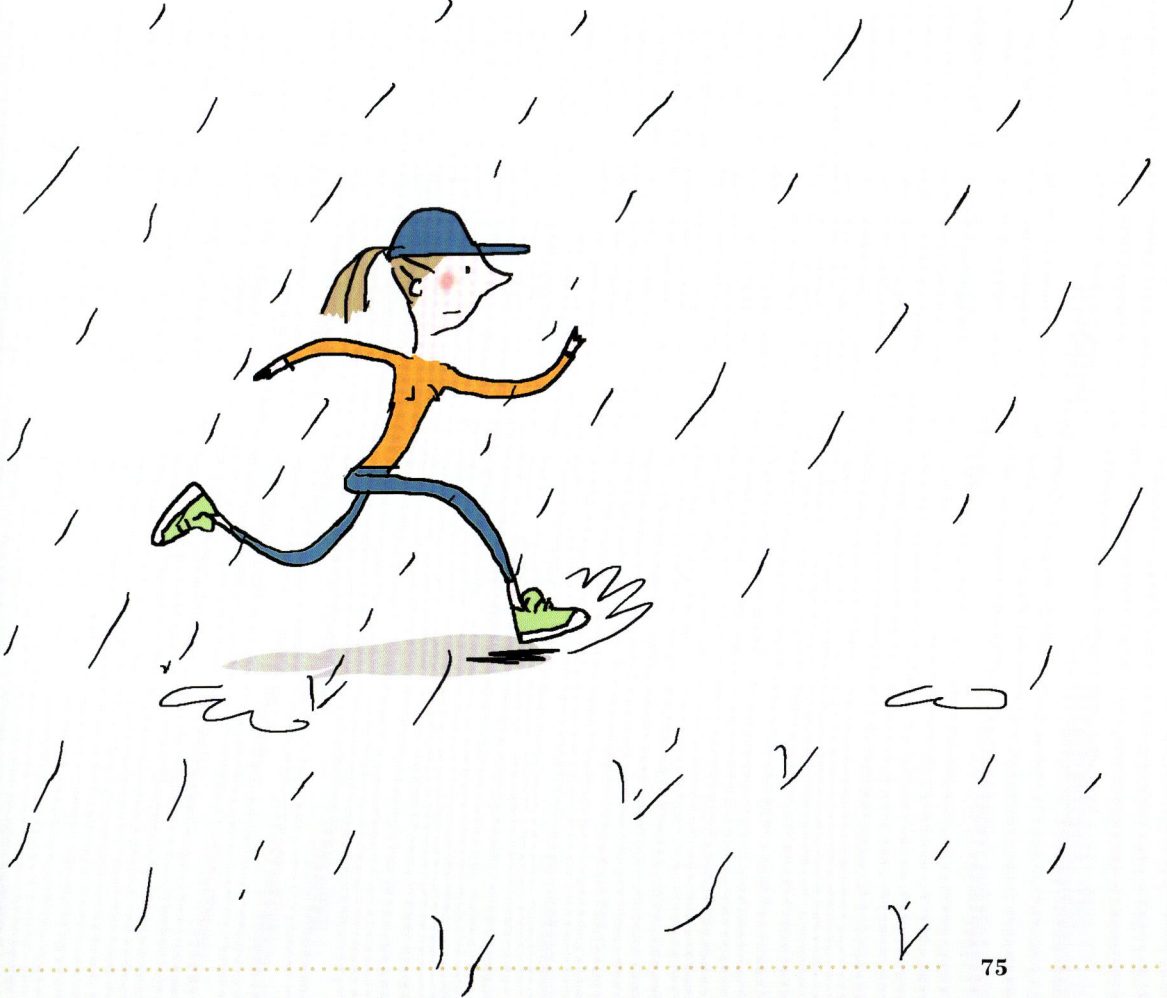

Tag 16 Woche 3

→ Das zeug zum erfolg
Ein rat zur ausrüstung

Tick, tack, bum!

Für das richtige Lauftempo richten Sie sich am besten nach Ihrer Herzfrequenz. Nur leider hilft Ihnen da McDreamys Stethoskop nicht weiter. Investieren Sie stattdessen in eine Pulsuhr (und den dazugehörigen Brustgurt). Legen Sie den Gurt um die Brust (vorher die Elektroden leicht befeuchten) und binden Sie den Empfänger um das Handgelenk. Auf dem Display können Sie Ihren aktuellen Puls ablesen. Je nach gewünschter Trainingsintensität (niedrig/mittel/hoch) darf ein gewisser Prozentsatz der maximalen Herzfrequenz nicht überschritten werden. Wie Sie die bestimmen? Allgemein lässt sich die maximale Herzfrequenz eines Menschen anhand der Faustformel „226 – Lebensjahre" errechnen. Um einen genauen Wert zu ermitteln, müssen Sie entweder einen Leistungstest beim Sport-Kardiologen oder einen Feldtest absolvieren. Aber bitte, nehmen Sie die Uhr nach dem Training rasch wieder ab. So etwas tragen Sie doch sonst nicht!

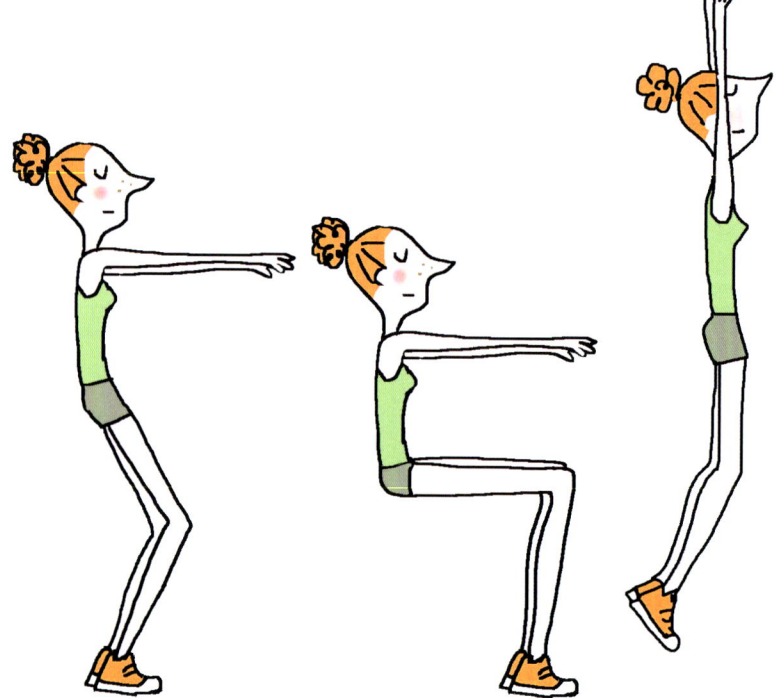

ÜBUNG DES TAGES
Sprungkniebeugen

● **Ausgangsposition:** Knie leicht beugen, Becken nach hinten kippen, Bauchmuskeln anspannen.

● **Durchführung:** Beugen Sie langsam die Knie so weit, bis sich die Oberschenkel parallel zum Boden befinden, und strecken Sie die Arme nach vorn aus. Kommen Sie mit einem Sprung (10 bis 20 Zentimeter) schnell wieder hoch, strecken Sie dabei die Arme nach oben aus.

● **Dauer & Zeitpunkt:** 1 bis 4 Runden mit jeweils 4 bis 6 Wiederholungen, je nachdem, wie hart Sie vorher bereits trainiert haben. Als Fitnessübung durchführen.

● **Ziel:** Oberschenkel- und Wadenmuskulatur kräftigen.

DIE RETTUNG!
Eine kleine Runde und dann nichts wie weg

Wenn Sie im Stadion oder im Park trainieren, sind Benimmregeln einzuhalten, zum Beispiel: in die richtige Richtung laufen. Schießen Sie nicht quer, dann muss Sie auch niemand lautstark zur Ordnung rufen. Läufer sind höfliche Prinzipienreiter. Wie überall, gibt es auch unter ihnen Oberlehrer, die Sie schnell wieder auf den Pfad der Tugend treiben würden. Widerstehen Sie also der zugegeben süßen Versuchung, gegen den Strom zu laufen. Am Ende wundern Sie sich nur, dass Sie kopfüber im Blumenbeet gelandet sind und den Nektar der Osterglocken sammeln dürfen. Die Leute machen Ihnen nämlich nicht einfach Platz. Sicher, der Park ist für alle da, aber Ordnung muss sein.

TRAININGSLOG

Ort

Wetter

Laufpartner

Laufzeit
Strecke km

Dehnübungen

Fitnessübungen

Gemütsverfassung

Schwierigkeiten

Zufriedenheit

Kalorien-Sünden

Tag 17
WOCHE 3

Liebe Faulenzerin, es ist an der Zeit, dass Sie ein wenig mehr Stil in Ihre Lauftechnik bringen. Schließlich haben Sie einen Ruf zu verlieren. Es gibt nur einen Weg, die Haltung zu verbessern: Muskelaufbau. Das gilt für den Unter- wie für den Oberkörper. Lebt wohl, Fettpölsterchen! Seid willkommen, Muskeln!

✳ Heute mal Fitnesstraining

Was denn, trainiert Laufen die Fitness nicht schon genug? Nein, zusätzliches Kraft- und Koordinationstraining ist heute für jeden Läufer eine Selbstverständlichkeit. Warum sollten Sie da eine Ausnahme machen dürfen? Verordnen Sie sich mindestens zwei Trainingseinheiten pro Woche, zum Beispiel an den Ruhetagen. So denken Sie auch mal an was anderes als immer nur ans Laufen. Gehen Sie im Fitnessstudio, zu Hause oder an Ihrem gewohnten Trainingsort Ihr Übungsrepertoire (Bauch, Beine, Rücken) durch. Alle Übungen des Tages aus der Kategorie Fitnesstraining kommen infrage. Führen Sie zuerst die dynamischen Übungen im Stehen durch, dann die statischen im Liegen. Jeder Körperbereich verdient gleich viel Aufmerksamkeit. Je mehr Muskelkraft, desto besser Ihre Haltung (Sie sacken nicht mehr zusammen und laufen aufrechter). Das spart Energie und ist viel effizienter. Obendrein macht es schön!

Kleine Übung für die Hüften:

Auf eine Seite legen, den Rücken gerade halten. Bauchmuskeln anspannen. Die Beine sind angewinkelt
> Oberes Bein hochheben, die Fersen bleiben zusammen
> Bein absenken, die Knie aneinanderbringen, wobei der Fuß in die Luft zeigt (10 Mal pro Seite)

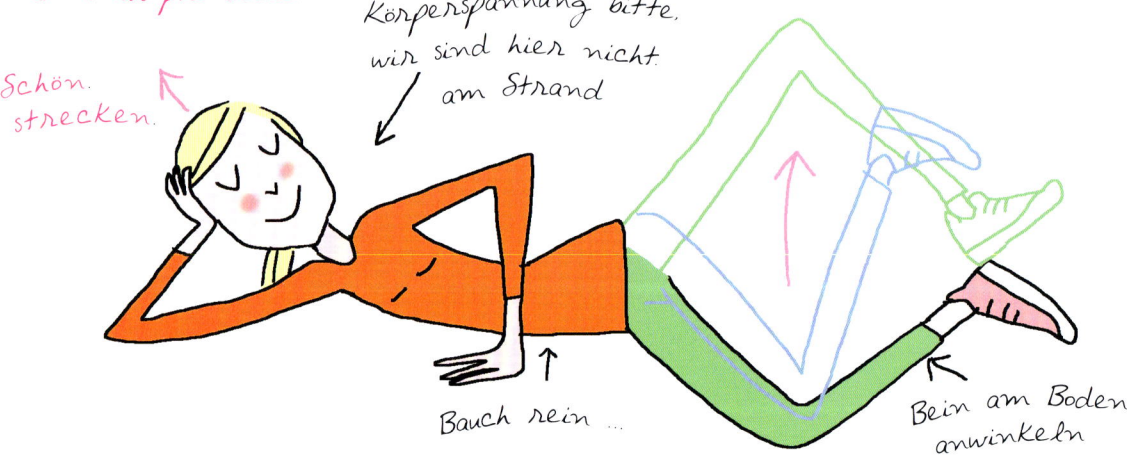

Schön strecken.

Körperspannung bitte, wir sind hier nicht am Strand

Bauch rein ...

Bein am Boden anwinkeln

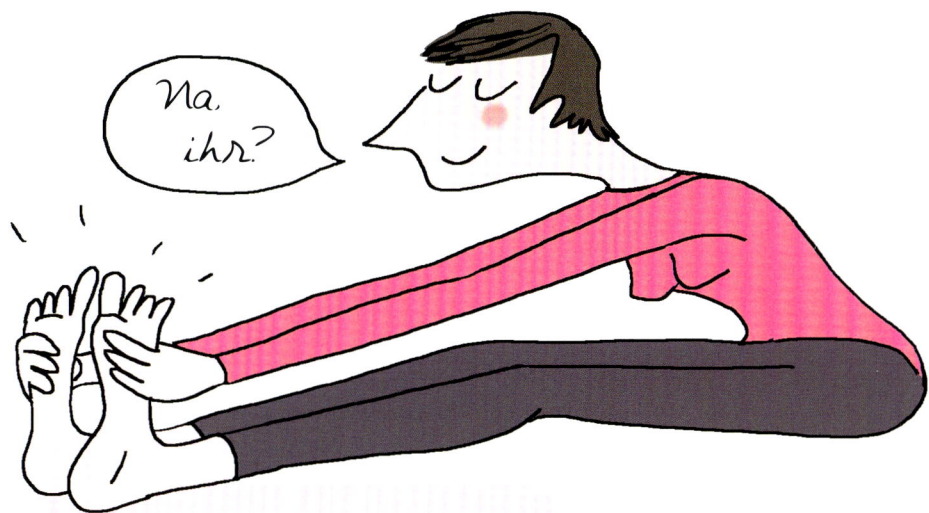

DIE RETTUNG!
Nieder mit den Blasen

In letzter Zeit zieren Blasen Ihre Füße. Hübsch anzusehen ist das nicht, vor allem aber ist es schmerzhaft. Nehmen Sie Ihre neuen Laufschuhe noch einmal unter die Lupe. Haben sie die richtige Größe (eine Nummer größer als Ihre Straßenschuhe), und sitzen sie bequem? Wie sieht es mit der Innenverarbeitung aus? Keine störenden Nähte, kein scheuerndes Material? Blasen bilden sich dort, wo die Haut starker Reibung oder Druck ausgesetzt ist und dadurch Hitze entsteht. Auch die Socken sind wichtig. Achten Sie auf faltenfreien Sitz. Tragen sie Sportsocken aus atmungsaktivem Material. Vielleicht können Sie sich sogar für Zehensocken begeistern? Weil die Zehen darin einzeln umschlossen sind, gibt es weniger Reibestellen. Nicht besonders sexy, aber verdammt nützlich! Blasen, die partout nicht abheilen wollen, behandeln Sie mit Wundsalbe. Zusätzlich können Sie empfindliche oder wundgeriebene Stellen mit Blasenpflastern überkleben. Suchen Sie einen medizinischen Fußpfleger (Podologen) auf, der Ihre geschundenen Füßchen fachmännisch versorgt.

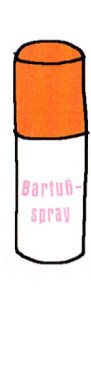
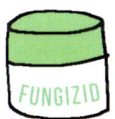
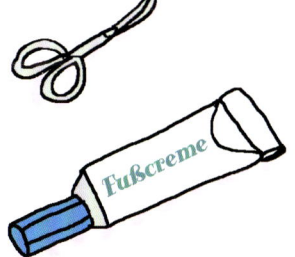
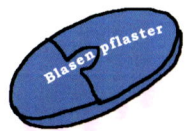

Tag 17 woche 3

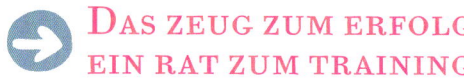 **DAS ZEUG ZUM ERFOLG**
EIN RAT ZUM TRAINING

Sprinten wie Christine Arron

Um noch mehr aus Ihrem Fitnesstraining rauszuholen und ihm die richtige Würze zu verleihen, hängen Sie 10 Sprints (jeweils 50 Meter) hinten dran. Schnurstracks bei vollem Tempo durchpreschen. Auch wenn Sie das nicht gedacht hätten: Nach dem Training stecken Sie das leichter weg als vorher. Sie ergreifen damit außerdem eine wirkungsvolle Maßnahme gegen Schmerzen, die die Bildung von Milchsäure während des Trainings verursachen kann, da Sie deren Abtransport beschleunigen. Und weil das Training schon vorbei ist, müssen Sie mit Ihren Kräften nicht haushalten. Geben Sie alles!

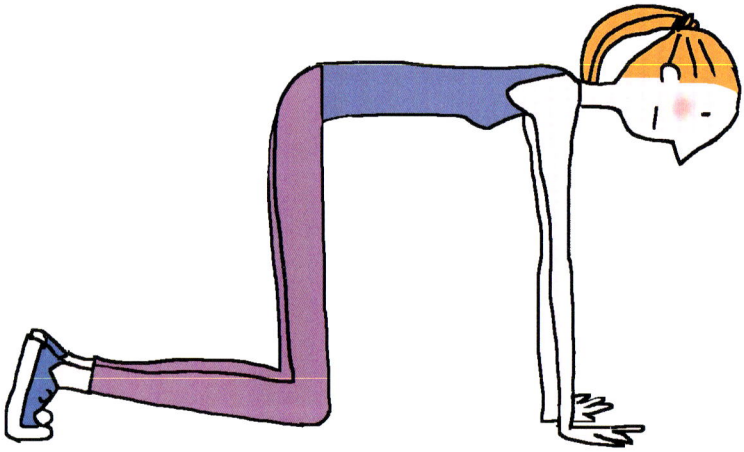
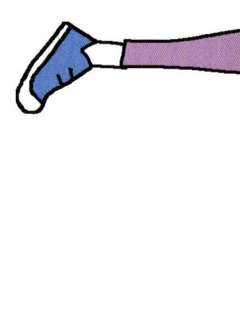

ÜBUNG DES TAGES
Ein schöner Rücken kann auch …

● **Ausgangsposition:** Im Vierfüßlerstand den Kopf in Verlängerung der Wirbelsäule halten.

● **Durchführung:** Strecken Sie das linke Bein nach hinten und den rechten Arm nach vorn aus. Halten Sie die Position 30 Sekunden, wechseln Sie dann die Seite. Die Übung fördert das Körpergefühl für die Überkreuzbewegung beim Laufen.

● **Dauer & Zeitpunkt:** 4 bis 5 Runden jeweils 20 bis 30 Sekunden pro Seite. Als Fitnessübung durchführen.

● **Ziel:** Rückenmuskulatur stärken und Haltung verbessern. Ein kräftiger und gleichzeitig entspannter Rücken ist die Voraussetzung für eine fließende, ökonomische und effiziente Laufbewegung.

TRAININGSLOG

Ort

Wetter

Laufpartner

Laufzeit
Strecke km

Dehnübungen

Fitnessübungen

Gemütsverfassung

Schwierigkeiten

Zufriedenheit

Kalorien-Sünden

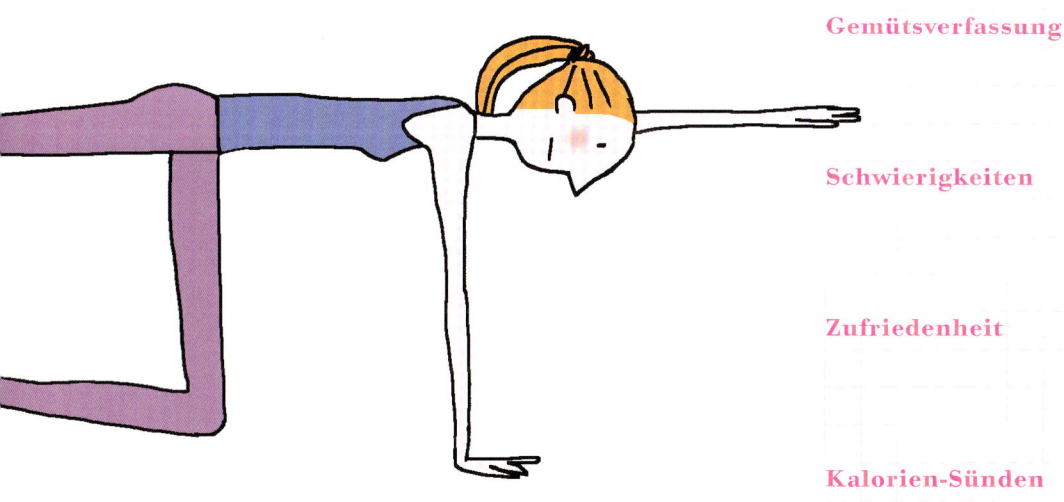

Tag 18

WOCHE 3

Oh my God! Sie waren so sehr mit Planung, Ausrüstung und Körperhaltung beschäftigt, dass Sie das Wichtigste aus den Augen verloren haben: die Freude am Laufen. Hey, das ist doch immer noch super wichtig, oder? Kommen wir also wieder zurück zu dem, was Sie erstrahlen und Ihr Herz höherschlagen lässt.

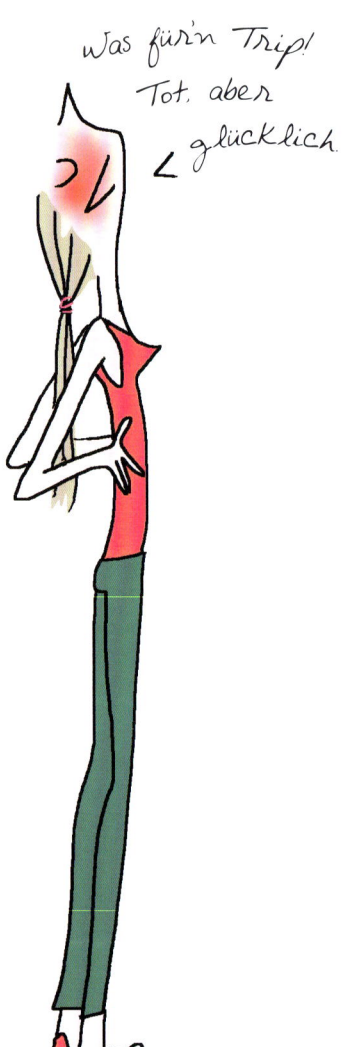

Was für'n Trip! Tot, aber glücklich.

 ## *Trainingseinheit des Tages*

Heute müssen Sie nicht groß nachdenken, worauf es ankommt, ist sonnenklar. Erst einmal etwa 100 Meter flott gehen, ziehen Sie die Arme tüchtig mit und atmen Sie tief aus. Dann 3 oder 4 Minuten traben zum Aufwärmen. Gesagt, getan. Beschleunigen Sie langsam, bis Sie Ihr optimales Arbeitstempo gefunden haben: nicht zu schnell, aber auch nicht unter Ihren Möglichkeiten. Irgendwie tut Ihnen heute alles weh? Ihr Körper scheint nur aus Rost und Knochen zu bestehen? Ganz normal. Sie haben noch Muskelkater vom gestrigen Fitnesstraining. Lassen Sie sich nicht hängen! Nehmen Sie Ihren MP3-Player mit und hören Sie nicht einfach irgendetwas, sondern Musik, die Ihnen so richtig Feuer unterm Hintern macht und Sie durch diese höllischen 30 Minuten bringt. Sie ertappen sich beim Mitsummen, auf diese Weise finden Sie den richtigen Laufrhythmus besser. Die ersten 15 Minuten sind immer die schwierigsten. Dann schalten sich die Endorphine ein und bringen Sie mit Schwung über die nächsten 10 Minuten. Jetzt kommen Sie schneller voran. Fließende Atmung, stählerne Beine. Sie überholen sogar die kleine Frauentruppe ein paar Meter vor Ihnen. Klar, das motiviert! Noch 5 Minuten. Der Soundtrack zu „Rocky" dröhnt in Ihren Ohren. Unerbittlich! Beim Auslaufen ist ein Tempowechsel angesagt: Imany begleitet Sie durch die letzten 10 Minuten. Sie erholen sich, genießen die Musik und das Hochgefühl, das Sie durchströmt. *Oh yeah!*

❗ NUR SO EINE IDEE
Die Ferien der Mrs Running

Viel Zeit zum Laufen, Bilderbuch-Landschaften, Freunde, die Sie gerne begleiten … Und alles, was Sie einpacken müssen, sind ein Paar Schuhe, Shorts und ein T-Shirt. Ein kleiner Aufwand für ein großes Vergnügen. In den Ferien haben Sie keine Verpflichtungen, der Kopf ist frei und die ungewohnte Umgebung inspiriert Sie. Sie entdecken unzählige Laufstrecken und haben einen Haufen guter Ideen, wie Sie frischen Wind in Ihr Training bringen können. Ein Hügellauf, ein wenig Krafttraining in den Bergen. Fußübungen im weichen Sand am Strand und im Schlick unter Wasser. Oder Sie probieren mal aus, was an einem Traillauf im Wald dran ist. Überall tanken Sie Frischluft und spüren die bereits erreichten Fortschritte. Toll!

ZAHLEN-MEMO

- **Dauer**
  (im Kalender eintragen)
  40 Minuten

- **Zauberformel**
  (auf einen Zettel schreiben und in die Hosentasche stecken)
  30'L + 10'G

Die beste Art, eine Stadt zu erkunden.

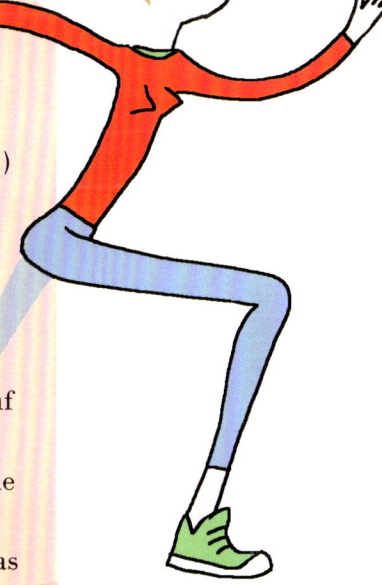

DIE RETTUNG!
Muskelkater gehört dazu

Am Tag nach dem Training (oder am übernächsten) kommen Sie nur schwer die Treppen rauf? Kein Wunder. Muskelkater ist das tägliche Brot einer Läuferin (egal, ob Anfängerin oder Profi). Er ist die Antwort des Körpers auf muskuläre Mikroverletzungen, die die ständigen Stöße beim Laufen verursachen. Eine Entzündungsreaktion, die darauf abzielt, die Muskelfasern zu reparieren und zu erneuern, und keine Schäden hinterlässt. Ziehen Sie nach dem Training (oder am nächsten Tag) Ihr Dehnprogramm durch und trinken Sie reichlich, das lindert den Schmerz. Bevor Sie das nächste Mal trainieren, sollte er ganz verschwunden sein.

Tag 18 woche 3

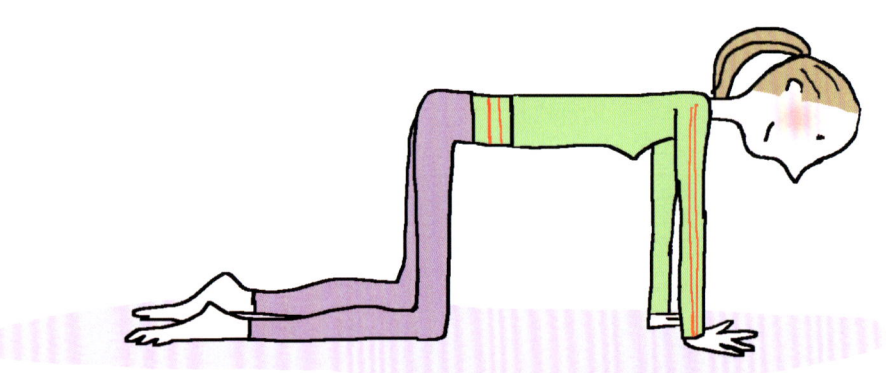

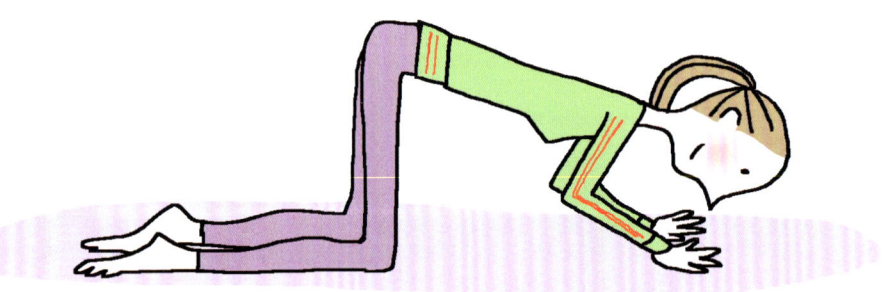

⭐ ÜBUNG DES TAGES
Halbe Liegestütze

🔵 **Ausgangsposition:** Im Vierfüßlerstand die Arme schulterbreit aufstützen.

🔵 **Durchführung:** Beugen Sie die Arme, wobei die Ellbogen nach außen zeigen, und senken Sie den Rumpf bis kurz vor dem Boden ab. Wieder hochdrücken. Ziehen Sie den Bauch ein und spannen Sie die Bauchmuskeln an, damit der Rücken gerade bleibt und kein Hohlkreuz bildet. Schonen Sie Ihre Halswirbel, indem Sie den Blick zum Boden und nicht geradeaus richten.

🔵 **Dauer & Zeitpunkt:** 5 Runden jeweils 15 bis 20 halbe Liegestütze, dazwischen anderthalb Minuten Erholung. Gegen Ende des Fitnesstrainings durchführen.

🔵 **Ziel:** Muskulatur aufbauen und kräftigen, Verletzungen vorbeugen.

TRAININGSLOG

Ort

Wetter

Laufpartner

Laufzeit
Strecke km

Dehnübungen

Fitnessübungen

Gemütsverfassung

Schwierigkeiten

Zufriedenheit

Kalorien-Sünden

DER BONUS, DER MOTIVIERT
Nie wieder krank!

Laufen ist die beste Medizin? In der Tat. Vorausgesetzt, Sie trainieren regelmäßig. Sportliche Ertüchtigung stimuliert die Immunzellen, mit denen sich der Körper vor Infektionen schützt, und bringt das Abwehrsystem in Schwung. Laufen senkt den Blutdruck und den Cholesterinspiegel und verringert das Risiko, an Diabetes oder Krebs zu erkranken. Bei Frauen, die laufen, ist das Brustkrebsrisiko um 50 Prozent niedriger. Dafür kann man ruhig ein paar Opfer bringen, oder?

Tag 19

WOCHE 3

Sie haben Muffensausen! Weniger als zwei Tage bleiben Ihnen noch, um sich auf Ihr Wochenziel vorzubereiten: 45 Minuten laufen. Und nur noch neun Tage, bevor das Ziel Ihres Lebens ansteht. Auf dem Programm stehen Entspannung, behagliche Stunden, Faulenzen. Trinken, Essen, Schlafen. Darin sind Sie die Beste, keine Frage. Es lebe das Dolcefarniente!

 ## Pause!

Seit fast drei Wochen ist Ihr Leben nicht mehr wie vorher. Das gefällt Ihnen. Stoisch befolgen Sie alle unsere Ratschläge, um eine echte Läuferin zu werden. Nicht immer leicht, aber weil sich die Mühe auszahlt, bleiben Sie hartnäckig. Tagsüber in Bestform und nachts tiefenentspannt. Sie spüren, wie Sie aufleben. Sie fühlen sich zehn Jahre jünger. Ein Trugschluss? Nein. Sie schlafen besser, sind ausgeruhter und bewältigen ein viel größeres Arbeitspensum. Da Sie besser organisiert sind (anders ließe sich das tägliche Training nicht unterbringen), schaffen Sie es sogar, sich hin und wieder ein Vergnügen zu gönnen, für das Sie früher keine Zeit hatten. So auch an diesem Freitag, an dem Sie sich eine Stunde ganz für sich allein abzwacken konnten. Was für eine Wohltat, einfach mal ein gutes Buch zu lesen (*Laufen* von Jean Echenoz, kennen Sie das?), einen tollen Film zu gucken (*Marathon Man* mit Dustin Hoffman, sagt Ihnen das was?) oder ein Magazin durchzublättern (*Runner's World*, schon mal gekauft?). Ja, abschalten ist gar nicht so leicht.

❗ Nur so eine idee
München, London, New York ...

Wir alle träumen davon, eines Tages durch den Englischen Garten, den Regent's Park oder den Central Park zu laufen, mystische Pfade, die jedes Läuferherz höherschlagen lassen. In der lauten, hektischen Atmosphäre einer Großstadt sind Parks grüne Oasen. Mit der Zeit lernen wir jeden Winkel, jede Steigung und jedes Gefälle, jeden Baum und jede Skulptur entlang des Weges kennen. Wir begegnen vertrauten Gesichtern, Eichhörnchen und vor allem zahllosen anderen Läufern. Hier können wir Rituale und neue Trainingsspiele erfinden. Eine schlechte Leistung lässt sich unmöglich auf eine plötzliche Windboe, unvorhergesehene Treppen oder Steigungen schieben, denn der Parcours ist immer derselbe. Was variiert, ist Ihre Tagesform. Die kennt keine Gnade.

Tag 19 Woche 3

→ **DAS ZEUG ZUM ERFOLG**
EIN RAT ZUR AUSRÜSTUNG

Optimale Pflege

Liebe Sauberkeitsfanatikerin, hüten Sie sich, Ihre Laufschuhe in die Waschmaschine zu stecken, es sei denn, Sie wollen Ihnen Lebewohl sagen. Wir empfehlen stattdessen die gute, altbewährte Handarbeit.

• **Für die tägliche Reinigung** genügt es, Schuhe und Sohlen kurz abzubürsten (in beide Richtungen).

• **Für den Frühjahrsputz** à la Mary Poppins tauchen Sie Ihre Treter in eine Wanne mit lauwarmem Wasser und fahren danach (innen und außen) mit einer Bürste sanft darüber. Mit Zeitungspapier ausstopfen und bei Zimmertemperatur trocknen lassen.

• **Auf keinen Fall** die Schuhe in der Sonne, neben dem Kamin oder an der Heizung trocknen lassen. Noch schlimmer wäre nur, den Fön oder den Wäschetrockner zu benutzen.

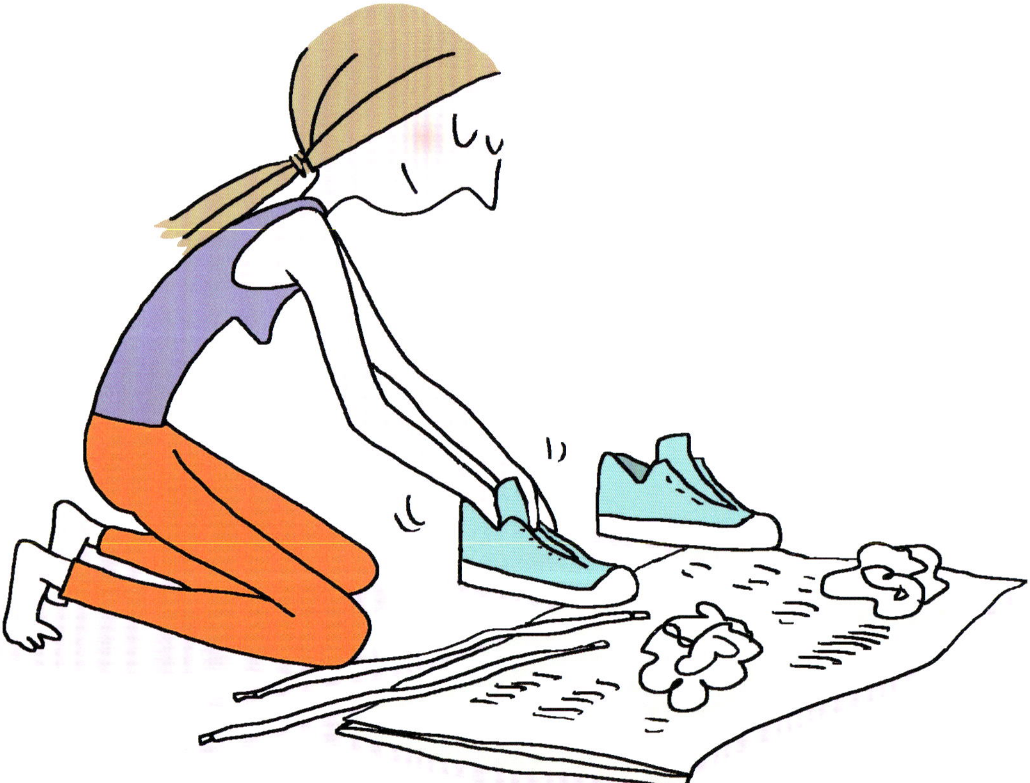

Übung des Tages
Unterarmstütz

● **Ausgangsposition:** Auf Unterarme und Vorderfüße gestützt den Körper in die Horizontale bringen. Der Blick geht nach unten.

● **Durchführung:** Bilden Sie von den Schultern bis zu den Fersen ein gerades Brett, ohne den Rücken zu wölben oder durchhängen zu lassen. Spannen Sie Bauch und Po fest an.

● **Dauer & Zeitpunkt:** 2 Runden jeweils 20 bis 30 Sekunden halten. Locker lassen. Weitere 2 Runden jeweils 1 Minute halten, dazwischen 30 Sekunden Erholung. Als Fitnessübung durchführen.

● **Ziel:** Muskulatur aufbauen, vor allem im Bereich Bauch, Rücken und Brust.

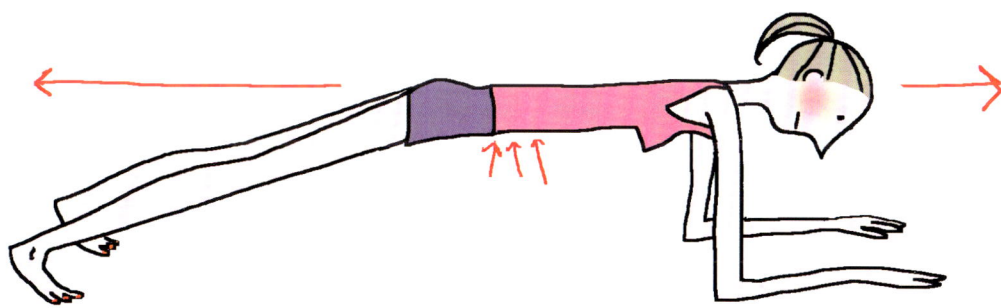

Die Rettung!
Mit Ausdauer zum Erfolg

Die Basis Ihrer Laufleistung ist die Grundlagenausdauer, die Sie mit langen, körperlich fordernden Dauerläufen trainieren. Trainingseinheiten dieser Art setzen Sie am besten für den Herbst oder den Winter an. Endorphine sind in der dunklen Jahreszeit wunderbare Stimmungsaufheller.

Tag 20

WOCHE 3

Am Tag vor dem nächsten Etappenziel schonen Sie sich und ersparen Ihren Beinen unnötige Shopping-Strapazen. Lieber bleiben Sie ein bisschen länger unter der warmen Decke und gönnen sich einen großen Teller Spaghetti. Na los, verhätscheln Sie sich so richtig! Kräfte sammeln ist angesagt.

✺ Trainingseinheit des Tages

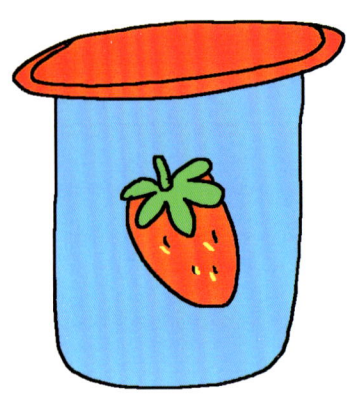

Das Programm ist ganz nach Ihrem Geschmack: Vorgesehen ist nichts weiter als eine kleine 20-minütige Joggingeinheit. Mehr brauchen Sie nicht, um sich zu vergewissern, dass Sie noch Beine haben und die sich quasi von selbst fortbewegen. Es ist ein tolles Gefühl, mal eben so eine Runde zu laufen, ohne sich zu verausgaben. Damit das Joggen zum Triumph wird, wählen Sie eine schöne Strecke, Spitzen-Musik und ein flottes Sportdress. Ausnahmsweise haben Sie das sichere Gefühl, dass Sie das Training heute in Würde beenden werden, die Haare kaum zerzaust, die Wangen nur leicht gerötet. Genießen Sie es. Sie sind bester Laune. Und Ihre Fitness, gar nicht schlecht! Sie tänzeln leichtfüßig den Weg entlang und könnten jeden, der Ihnen begegnet, vor Freude küssen. Die 20 Minuten putzen Sie so schnell weg wie ein Eclair. Hätte Ihnen das jemand vor drei Wochen gesagt, Sie hätten ihm nicht geglaubt. Ein Wunder!

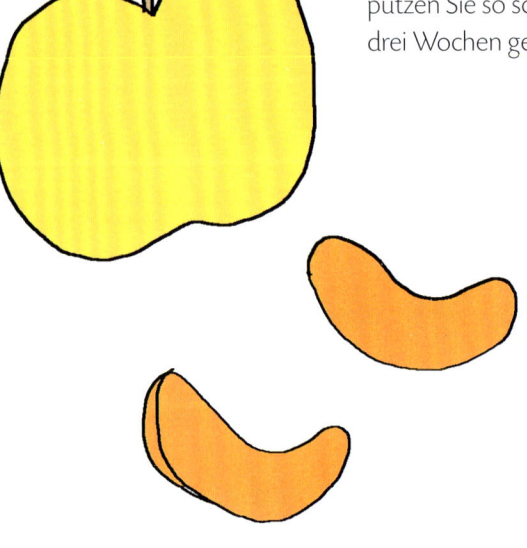

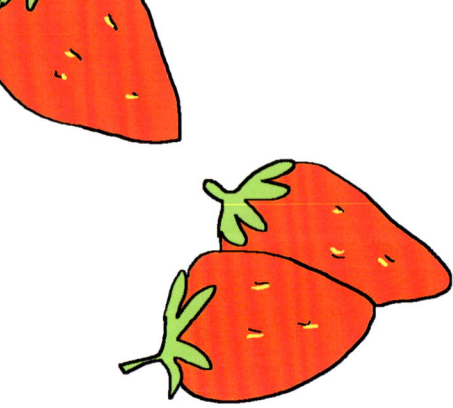

Nur so eine idee
Den kleinen Hunger stillen

Sie haben richtig Kohldampf? Kein Problem, hat jeder einmal. Sie dürfen auch zulangen, nur eben nicht bei allem.

Nicht gut	
100 g Bonbons	600 kcal
100 g Chips	580 kcal
1 Tafel Schokolade	540 kcal
Gut	
100 g Rosinen	72 kcal
1 Apfel	65 kcal
2 Clementinen	45 kcal
100 g Erdbeeren	35 kcal
1 Fruchtjoghurt	138 kcal
1 gesüßter Joghurt	86 kcal
1 Naturjoghurt	58 kcal
1 Stück Magerkäse	30 kcal

Zahlen-memo

- **Dauer**
(im Kalender eintragen)
20 Minuten

- **Zauberformel**
(auf einen Zettel schreiben und in die Hosentasche stecken)
20' Joggen

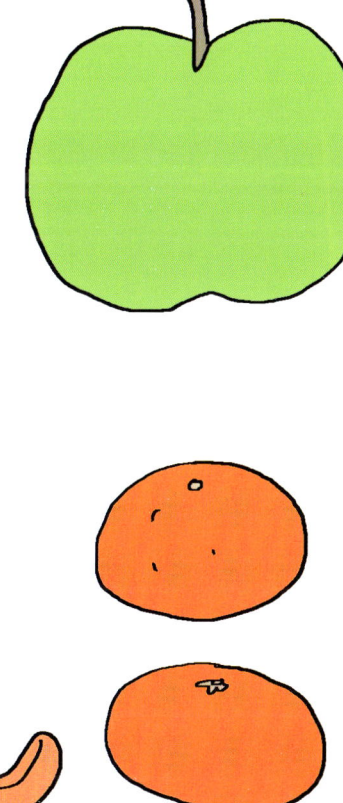
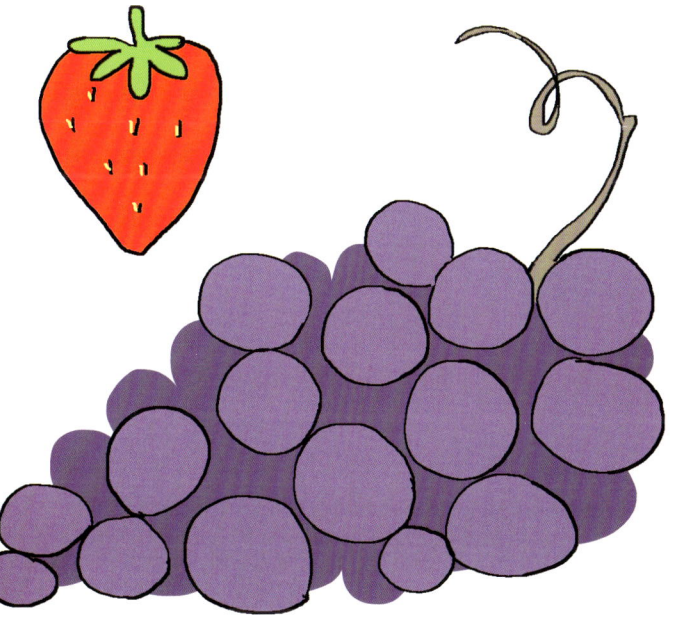

Tag 20 WOCHE 3

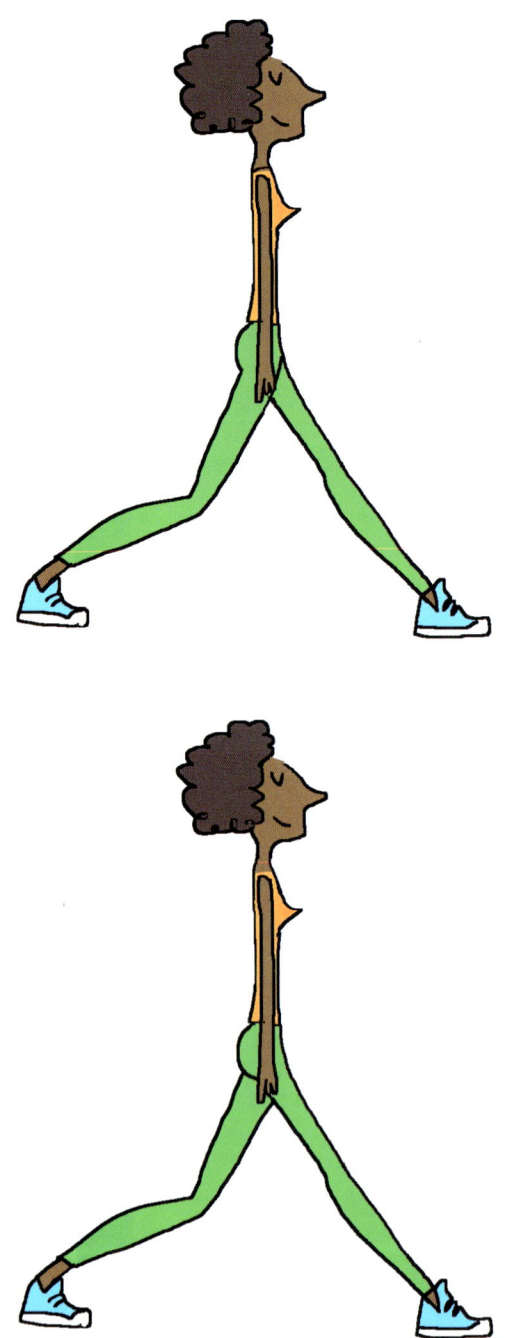

ÜBUNG DES TAGES
Ausfallschritt

● **Ausgangsposition:** Oberkörper gerade aufrichten, Becken nach hinten kippen, Bauchmuskeln anspannen, Arme dicht am Körper halten.

● **Durchführung:** Machen Sie einen Ausfallschritt. Das vordere Bein ist durchgestreckt, das hintere gebeugt. Verlagern Sie Ihr Körpergewicht auf das vordere Bein. Der Rücken bleibt gerade. Halten Sie die Position 20 Sekunden und wechseln Sie danach das Bein.

● **Dauer & Zeitpunkt:** 4 Runden à 20 Sekunden. Mit der Zeit den Schritt vergrößern und die Übung häufiger wiederholen (dann aber nicht so lange halten). Als Fitnesstraining durchführen.

● **Ziel:** Muskelaufbau, vor allem in den Waden und Oberschenkeln.

DER BONUS, DER MOTIVIERT
Sexbombe

Charly Sheen sollte sich vorsehen, und Ihr Auserwählter auch. Laufen erhöht die sexuelle Leistungsfähigkeit. Das ist wissenschaftlich erwiesen. Dank eines kräftigeren Herzens, eines größeren Lungenvolumens und einer verbesserten Durchblutung verwandeln Sie sich im Nu in ein sinnliches Vollweib. Außerdem hat das tägliche Lauftraining Ihnen eine schönere Figur und ein besseres Selbstbild beschert. Überhaupt, verglichen mit Muskelaufbautraining ist das Kamasutra eine Ihrer leichtesten Übungen, oder? Die Krönung: Laufen regt die Libido an, die Hormonbildung wird stimuliert und Endorphin freigesetzt. Sie wissen schon, dieses Glückshormon, das Sie in Ekstase versetzt. Tja ... ein wahrer Segen, der Laufsport.

TRAININGSLOG

Ort

Wetter

Laufpartner

Laufzeit
Strecke km

Dehnübungen

Fitnessübungen

Gemütsverfassung

Schwierigkeiten

Zufriedenheit

Kalorien-Sünden

Tag 21

WOCHE 3

Achtung, Achtung, der D-Day ist da! Zu spät, drücken können Sie sich jetzt nicht mehr, nur noch überzeugen. Putzen Sie sich für den großen Tag (rosa Shirt oder so) raus und bereiten Sie sich in aller Ruhe vor. Die Spannung hat ein Ende, endlich ist es so weit!

✲ Trainingseinheit des Tages

Noch ein Blick in den Spiegel – alles sitzt perfekt: Haare, Pulsuhr, Schnürsenkel. Legen Sie für den besonderen Anlass Ihre bequemste Sportmontur an. Nichts soll heute Ihre Bewegungsfreiheit behindern. Noch einen Schluck Wasser trinken, bevor Sie die Tür hinter sich zuziehen und ohne zu zögern mit dem Aufwärmen beginnen. Sie haben keine Zeit zu verlieren. Los geht's mit 10 Minuten Joggen. Versuchen Sie nicht, im Slalom um Passanten herumzulaufen. Jetzt ist nicht die Zeit, unnötig Energie zu verschwenden oder sich eine Verletzung zuzuziehen. Sie traben unbeirrbar voran, den Blick stur geradeaus gerichtet. Kein Zaudern, wo es langgehen soll, Ihre Laufstrecke haben Sie im Vorhinein festgelegt. Sie wollen sich von einem neuen Parcours überraschen lassen. So weit kommt es noch, dass Sie sich 45 Minuten lang in Ihrem Fetisch-Park im Kreis drehen. Während Sie neugierig Ihre neue Weide erkunden, vergehen die Minuten wie im Flug. Sie fühlen sich sauwohl. Dann und wann ein kleines Beschleunigungsmanöver. In jeder Erholungsphase genießen sie den Augenblick und sagen sich immer wieder, was für ein Glück Sie doch haben. Die Runden fließen heute so natürlich ineinander wie nie! Ewiges Grübeln ist genauso überflüssig geworden wie der Blick auf die Uhr. Der Zauber wirkt. Noch eine letzte Runde, bevor Sie beim Auslaufen ganz und gar loslassen können: 10 Minuten langsames Joggen, die Arme schwingen locker mit, ein Lächeln umspielt Ihre Lippen. Geschafft … Jetzt noch ein paar Dehnübungen. Endlich dürfen Sie eine ruhige Kugel schieben. Ah …

Intervalle

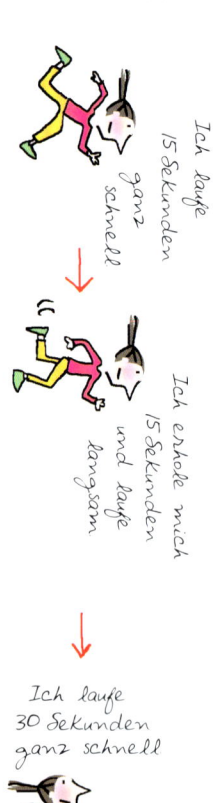

Ich laufe 15 Sekunden ganz schnell

Ich erhole mich 15 Sekunden und laufe langsam

Ich laufe 30 Sekunden ganz schnell

Ich erhole mich 30 Sekunden und laufe langsam

Ich laufe 1 Minute ganz schnell

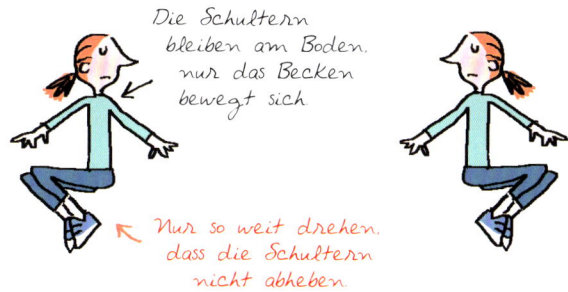

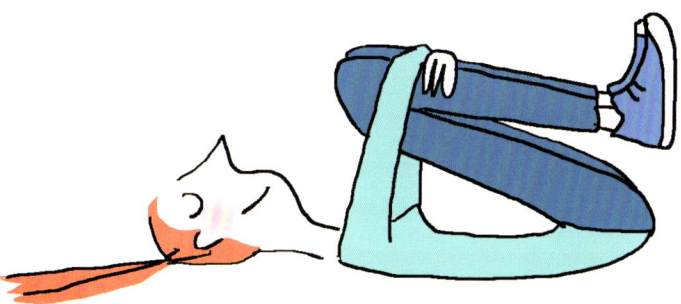

> **ZAHLEN-MEMO**
>
> • **Dauer**
> (im Kalender eintragen)
> **45 Minuten**
>
> • **Zauberformel**
> (auf einen Zettel schreiben
> und in die Hosentasche
> stecken)
> **10' Joggen
> + (4 × 5'L/1'G)
> + 10' Joggen**

DIE RETTUNG!
Intervalltraining

Seit drei Wochen steigern Sie sich konsequent, addieren Laufeinheiten und subtrahieren Kalorien. Sie haben Ihre Trainingseinheiten in einander abwechselnde Laufphasen (nicht zu lang, Sie sind Anfängerin) und kurze Erholungsphasen aufgeteilt. Mit anderen Worten, Sie haben sich mit dem Intervalltraining vertraut gemacht. Eine Methode, die – im Gegensatz zum Dauerlauf – Bestandteil jedes Läuferlebens ist. Intervalltraining verbessert die Herzleistung und steigert das Leistungsniveau. Mit anderen Worten: Wenn Sie nicht immer mal wieder Dauer und Geschwindigkeit variieren, werden Sie nie länger oder schneller laufen können. Sie werden sehen: In ein paar Wochen schaffen auch Sie 15''/15'' (15 Sekunden Laufen und 15 Sekunden Erholung), 30''/30'', 1'/1' und 100-, 200-, oder 300-Meter-Läufe …

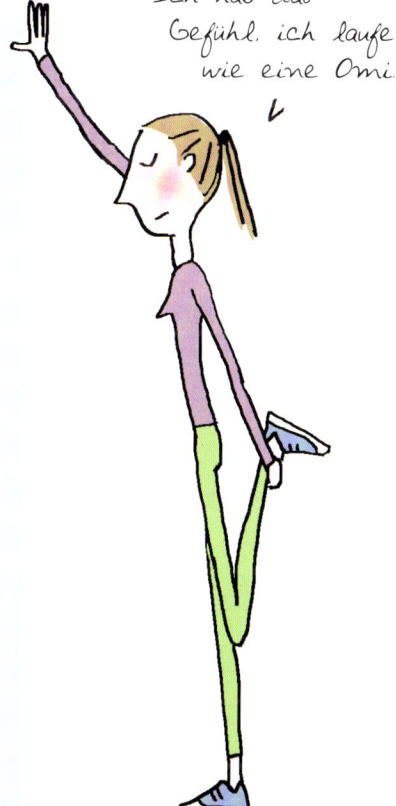

Tag 21 WOCHE 3

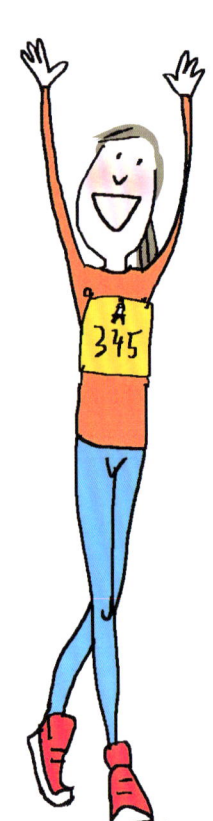

→ DAS ZEUG ZUM ERFOLG
EIN RAT ZUR BEKLEIDUNG

Leuchtkleidung

Frühmorgens oder spätabends laufen ... Warum nicht? Aber sorgen Sie dafür, dass man Sie im Straßenverkehr nicht übersieht. Setzen Sie Leuchtzeichen. Viele Hersteller führen Kleidung mit Reflektor- oder sogar LED-Streifen, die in Ärmel oder Mütze eingenäht sind. Ziemlich praktisch. Eine Alternative sind Leuchtbänder (um Handgelenke und Beine gewickelt) oder eine kleine Fahrradlampe. Laufen Sie nach Möglichkeit nur auf ausgeleuchteten Wegen. Selbsterhaltungstrieb aktivieren.

DER BONUS, DER MOTIVIERT
Teamgeist

Direkt neben Ihnen wohnen Bea und Brigitte, zwei energiegeladene Fünfzigerinnen, die joggen. Im Freundeskreis gibt es mindestens fünf sportliche Mädels, die vor keiner Herausforderung zurückschrecken. Wenn Sie noch die drei Läuferinnen aus dem Büro dazuzählen, haben Sie Ihr Team. Treten Sie beim nächsten Berliner Frauenlauf an. In Ihren Hipster-Shirts von einem Kreuzberger Label stechen Sie sofort aus der Menge heraus. 5 Kilometer lang lachen, sich gegenseitig unterstützen – und natürlich laufen. Vor einer Wettkampfanmeldung sollten Sie ein paar Monate gemeinsam trainieren und Ihre Stärken und Schwächen kennenlernen. Am Stichtag heißt es dann auch hier: 45 Minuten laufen und zeigen, was in Ihnen steckt. Für die faulen Socken, die gegen Laufsport immun sind, gilt: Kommt mit Bannern und Ukulelen und feuert an! Warten Sie nicht länger, motivieren Sie die Truppe und melden Sie sich an: www.berliner-frauenlauf.de.

ÜBUNG DES TAGES
Der Stuhl

- **Ausgangsposition:** Mit geradem Rücken gegen eine Wand oder einen Baum lehnen, Arme neben dem Körper hängen lassen, Blick geradeaus, Bauch einziehen.

- **Durchführung:** Sinken Sie an der Wand herunter, bis die Oberschenkel parallel zum Boden stehen. Den unteren Rücken (Lendenwirbel) gut gegen die Wand drücken, um Verletzungen zu vermeiden.

- **Dauer & Zeitpunkt:** Halten Sie die Position 30 bis 60 Sekunden. Als Fitnesstraining durchführen.

- **Ziel:** Die Übung beansprucht die Muskeln, ohne dass sie arbeiten. Der Trainingsreiz stimuliert ihre Fähigkeit, beim Laufen automatisch schnell und kräftig zu kontrahieren.

TRAININGSLOG

Ort

Wetter

Laufpartner

Laufzeit
Strecke km

Dehnübungen

Fitnessübungen

Gemütsverfassung

Schwierigkeiten

Zufriedenheit

Kalorien-Sünden

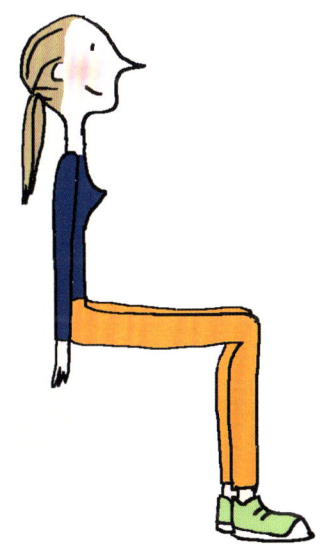

Ah! Ha! Ha! Ha!

Eine Stunde, sehr komisch! Marie ist vielleicht eine Knalltüte ...

Glucks Glucks

WOCHE 4

•

Oder wie Sie beweisen, dass Sie eine Granate sind: eine Stunde laufen!

Tag 22
WOCHE 4

Wir schreiben die vierte und letzte Woche Ihres Trainingsprogramms. **The last one!** *Rufen Sie sich noch mal Ihre ersten tapsigen Marshmallow-Schritte in Erinnerung und ermessen Sie den erreichten Fortschritt. Mittlerweile haben Sie sich zur sexy Running-Queen gemausert. Und die Verwandlung ist noch längst nicht abgeschlossen. Sie dürfen mächtig stolz auf sich sein und ruhig mal den Fuß vom Gaspedal nehmen (nur nicht zu lange!). Applaus, Applaus ...*

 Pause!

Gönnen Sie sich nach der Heldentat von gestern eine Pause. Was denn, in aller Ruhe faulenzen geht Ihnen plötzlich gegen die Natur? Nach 15 Minuten können Sie nicht mehr stillsitzen und drehen sich im Kreis? Ausgerechnet Sie, die bis vor Kurzem noch einen ganzen Nachmittag auf dem Sofa herumdösen konnte, das Glas Nutella immer in Reichweite. Laufen hat Ihr Leben umgekrempelt. Die Zeiten, als Sie beim Geländelauf in der Schule immer als Letzte im Ziel eintrudelten, sind vorbei. Wer hätte gedacht, dass Sie eines Tages mühelos 45 Minuten laufen würden. Und dabei auch noch Spaß haben! Nie hätten Sie geglaubt, dass Sie, die als Jugendliche Ihre Nächte auf Disco-Tischen durchtanzte, ein tägliches Laufpensum in Ihren Alltag integrieren und eine gesündere Lebensweise annehmen könnten. Sicher, Sie mussten Opfer bringen, aber Sie haben so reichlich geerntet, dass Sie nichts bereuen. Im Gegenteil ... Nur zu, legen Sie die Hände in den Schoß.

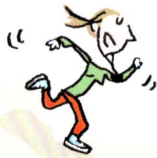 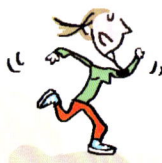 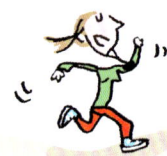 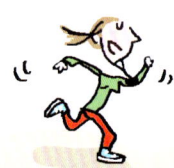

❗ Nur so eine Idee
Fünf Dinge, die frischen Wind in Ihr Lauftraining bringen

Der Routine-Trott bedroht uns alle. Rituale und Gewohnheiten geben uns Sicherheit – im Privaten, im Beruf und auch im Sport –, aber sie langweilen uns auch. Es gibt ein paar Tricks, um sich beim Laufen dagegen zu wappnen:

1. Laufstrecken abwechseln: Immer drei oder vier verschiedene Routen im Kopf haben.

2. Untergrund variieren: Sandwege, Trampelpfade, Asphalt …

3. Neue Playlists zusammenstellen: Je nach Laune und Trainingsart (Dauerlauf, Intervalle, Auslaufphase).

4. Auf und ab: Bergauf, bergab, flacher Untergrund, Treppen …

5. Mit und ohne: Allein, zu zweit, in der Gruppe laufen.

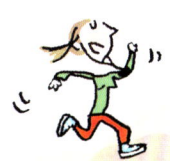
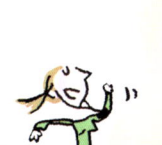
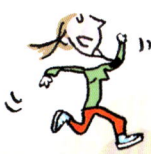
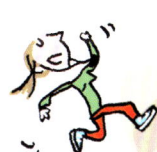
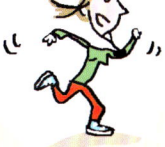
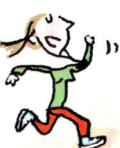

Tag 22 WOCHE 4

→ DAS ZEUG ZUM ERFOLG
EIN RAT ZUR INNEREN EINSTELLUNG

Auf zum Mond!

Jede Woche und in jeder Trainingseinheit sollen Sie ein Laufziel erreichen. Ein straffes Regiment, aber genau das treibt Sie an und beschert Ihnen Fortschritte. Sie haben keine andere Wahl, als die Sache durchzuziehen. Als kleine Motivationshilfe können Sie sich pro Trainingseinheit weitere Ziele setzen. Ziele innerhalb des Ziels. Einfache, praktikable Vorsätze, die dem Training Rhythmus und Schmackes geben. Zum Beispiel können Sie während eines einstündigen Laufs zehnmal beschleunigen. Oder Sie versuchen, eine Gruppe Jogger zu überholen, vor der Profi-Läuferin an einem bestimmten Baum im Park anzukommen oder 50 Meter rückwärts zu laufen … Kleine Spielereien, die Ihr Training nicht revolutionieren, aber Sie vor Ernüchterung bewahren.

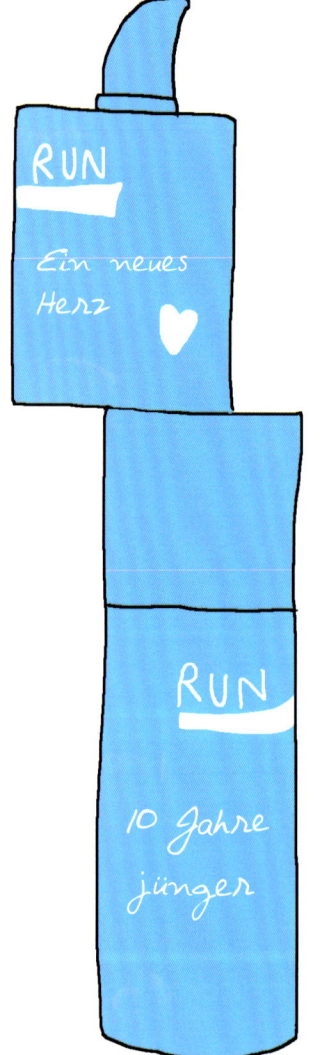

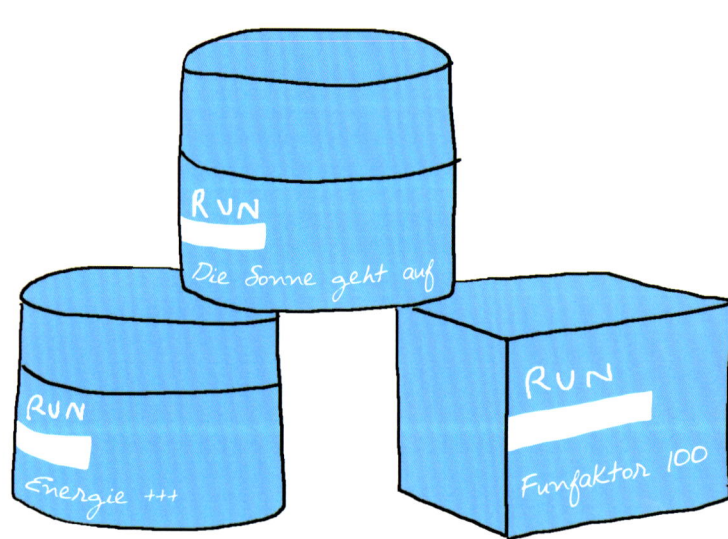

→ DAS ZEUG ZUM ERFOLG
EIN RAT ZUR GESUNDHEIT

Kampf dem Krampf

Wissen Sie noch, wie Sie als Kind Doktor Bibber den Schreibkrampf mit der Pinzette herausoperiert haben? Wenn Sie beim Laufen plötzlich von einem Krampf (schmerzhafte Muskelkontraktionen) heimgesucht werden, ist keine OP erforderlich, aber unangenehm ist es trotzdem. Beugen Sie vor: Machen Sie sich vor dem Laufen gut warm und dehnen Sie sich. Salzen Sie Ihr Essen immer leicht und nehmen Sie regelmäßig kleine Flüssigkeitsmengen und ausreichend Magnesium und Kalzium (einen Mangel beheben Sie am besten mit einer Kur) zu sich. Ihre Schuhe dürfen nirgends drücken, mit der Anstrengung sollten Sie es nicht übertreiben. Wenn doch ein Krampf auftritt, hilft nur stehen bleiben und dehnen. Es gibt kein Wunderheilmittel.

DER BONUS, DER MOTIVIERT
Und hopp, zehn Jahre jünger!

Laufen, eine Verjüngungskur? Und ob. Ein fitter Körper, ein frischer Kopf, eine gesunde Lebensweise, und schon fühlen Sie sich zehn Jahre jünger. Und wie sieht die Zukunft aus? Fantastische Neuigkeiten: Laufen hilft Ihnen, jung zu bleiben bzw. gesund zu altern. Sie glauben das nicht? Ist aber so. Mit weniger Körperfett, mehr Muskelmasse und einem buchstäblich langen Atem erhöhen Sie Ihre Chancen auf ein langes Leben beträchtlich. Laufen vermindert die Gefahr einer Degeneration der Arterien und des Herzmuskels sowie Ihr allgemeines Krankheitsrisiko. Sie werden also noch lange nicht ins Gras beißen. Haben es alle gehört?

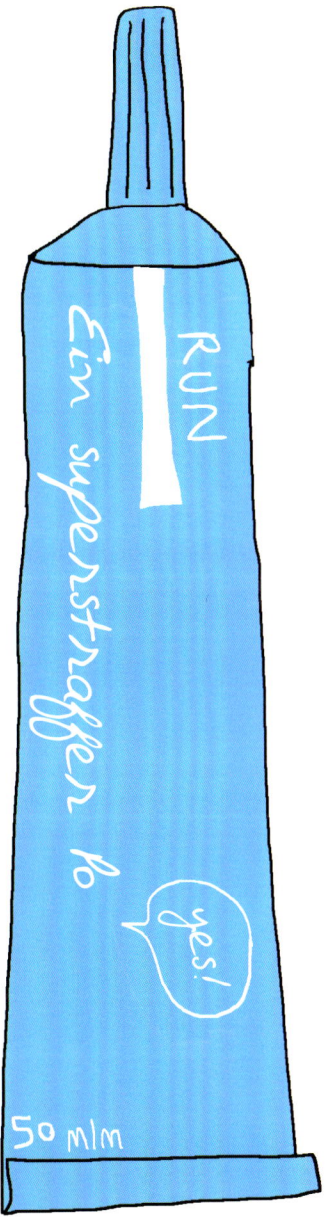

Tag 23
WOCHE 4

Es geht in den Endspurt, bald haben Sie's geschafft! Beißen Sie die Zähne zusammen, Sie sind kurz vor dem Ziel. Kommen Sie nicht auf die Idee, alles, was Sie erreicht haben, in einer durchgezechten Nacht oder mit einem opulenten Mahl zunichtezumachen. Obendrein winkt die Aussicht, zum Megastar im Königreich der Faulenzerinnen aufzusteigen. Fassen Sie sich ein Herz!

 ### Trainingseinheit des Tages

Der Ernst des Läuferlebens hat begonnen. Lange genug haben Sie sich hinter Ihrem Anfängerstatus versteckt. Seitenstechen, Krämpfe, Atemnot ... alles ließ sich mit Ihrer Unkenntnis in Sachen Laufsport erklären. Heute können Sie sich nicht mehr so leicht rausreden. Ihr Auftreten, Ihre Haltung, Ihre Kleidung, alles zeugt davon, wie beschlagen Sie sind. Die 15 Minuten Joggen, aus denen Sie früher ein Drama gemacht hätten, sehnen Sie ungeduldig herbei. Sie wissen, dass Sie diese Zeit brauchen, um Ihren Körper aufzutauen und in eine fließende Bewegung zu kommen. Das Intervalltraining macht Laune. Der rhythmische Wechsel durchbricht die Monotonie des Laufens. Sie lassen die Schultern locker, bemühen sich um Körperspannung und um eine ökonomische Lauftechnik. Einmal den Körper abscannen, ein, zwei kleine Korrekturen, und alles ist picobello. Holen Sie aus diesen 30 Trainingsminuten alles raus, ohne auf die Uhr zu sehen. Genießen Sie jede Erholungsphase. Beim Joggen danach kann Ihr Geist schließlich 10 Minuten lang frei umherschweifen. Leicht und beschwingt ... genau wie Sie.

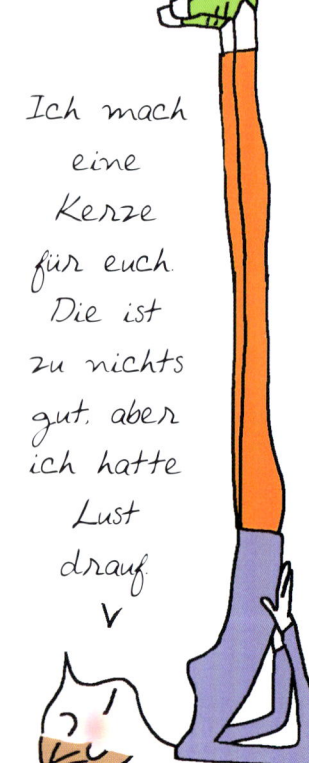

❗ Nur so eine idee
Die Startnummer

Bald ist die Zeit reif für den ersten Wettkampf (nämlich wenn Sie unser Trainingsprogramm abgeschlossen haben). Dann dürfen Sie sich Ihre erste Startnummer besorgen. Am besten erledigen Sie das am Vortag, um sich am Tag selbst unnötigen Stress und das Gedränge zu ersparen. Sie erhalten einen Umschlag mit einem Zettel, auf dem Ihre Nummer und manchmal auch Ihr Vorname steht (geben Sie den bei der Anmeldung an, damit die Zuschauer Sie beim Laufen anfeuern können). Befestigen Sie die Startnummer auf der Vorder-, nicht auf der Rückseite Ihres Shirts. Oft übergeben die freiwilligen Helfer, die die Umschläge aushändigen, auch noch zwei, drei kleine Sponsorengeschenke (Müsliriegel, eine kleine Wasserflasche, Mini-Duschgel). Die Ausstattung variiert je nach Renommee des Wettkampfs (und der Sponsoren). Kleine Gaben vor der großen Medaille.

ZAHLEN-MEMO

- **Dauer**
(im Kalender eintragen)
55 Minuten

- **Zauberformel**
(auf einen Zettel schreiben und in die Hosentasche stecken)
15' Joggen
+ (6 × 4'L/1'G)
+ 10' Joggen

GOLDENE REGELN FÜR GESUNDEN SPORT

• Ich suche einen Arzt auf, wenn ich beim Sport Schmerzen in der Brust oder Atemnot verspüre oder wenn ich währenddessen oder danach einen beschleunigten Herzschlag habe.*

• Ich informiere meinen Arzt über jegliche Beschwerden, die ich während oder nach dem Sport habe.*

• Ich beginne und beschließe jede sportliche Aktivität mit einer 10-minütigen Aufwärm- bzw. Erholungsphase.

• Während des Trainings oder des Wettkampfs trinke ich alle 30 Minuten drei oder vier Schlucke Wasser.

• Ich vermeide anstrengende Trainingseinheiten bei Temperaturen von weniger als −5° C und mehr als +30° C sowie bei hoher Schadstoffbelastung der Luft.

• Ich rauche eine Stunde vor und zwei Stunden nach dem Sport nicht.

• Ich nehme keine Dopingmittel und verzichte auf Selbstmedikation.

• Ich treibe keinen übermäßigen Sport, wenn ich Fieber oder einen grippalen Infekt (der 8 bis 10 Tage dauert) habe.

• Wenn ich älter als 45 (35 bei Männern) bin, lasse ich mich von einem Arzt durchchecken, bevor ich eine anstrengende sportlich Aktivität aufnehme.

* Unabhängig von Alter, Leistungsniveau, Trainingsleistung und den Ergebnissen der letzten kardiologischen Untersuchung.

Quelle: Verband der Sportkardiologen in Frankreich

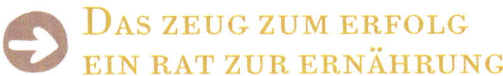

Das zeug zum erfolg ein rat zur ernährung

Henkersmahlzeit

Vor einem Wettkampf oder einem wichtigen Trainingsziel sieht man plötzlich den Wald vor lauter Bäumen nicht mehr. Man will seine Sache gut machen, aber man weiß nicht mehr, wie. Nur keine Panik, es ist alles ganz einfach. Sie brauchen Ihre Gewohnheiten nicht zu ändern, es sind nur ein paar zusätzliche Vorkehrungen zu treffen. Am Abend vor dem Wettkampf sollten Sie nicht zu schwer essen. Probieren Sie keine neuen Gerichte aus und geben Sie bloß nicht der Lust auf ein Hähnchen Colombo oder eine Lamm-Tajine nach. Keine Gewürze, nichts Exotisches oder Ausgefallenes. Wählen Sie stattdessen etwas Einfaches. Am besten Nudeln mit etwas gekochtem Schinken oder Huhn (ohne Pesto oder nicht all'arrabiata). Das ist vielleicht keine Gaumenfreude, aber Sie stillen Ihren Hunger, ohne den Magen zu martern. Gehen Sie früh ins Bett, auch wenn Sie wahrscheinlich vor lauter Aufregung kein Auge zubekommen – das ist nicht so schlimm. Keine Experimente mit dem Essen gilt auch fürs Frühstück: Nicht alles verschlingen, was Ihnen in die Finger kommt, nur um Kraftreserven anzulegen. Frühstücken Sie wie immer, aber keine Milchprodukte. Ein bisschen Brot, Honig, ein Tee oder ein Kaffee tun es. Mehr ist nicht nötig. Schließlich beginnen Sie Ihre Laufkarriere nicht mit einem Marathon. Ihr Körper hat genug Power, um 5, 10 oder 21 Kilometer zu bewältigen. Also sachte …

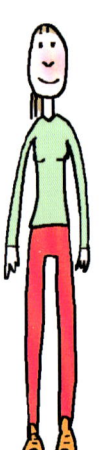
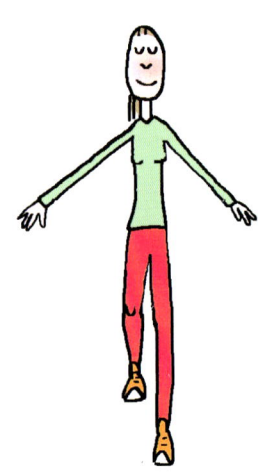
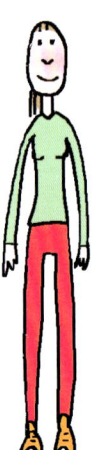
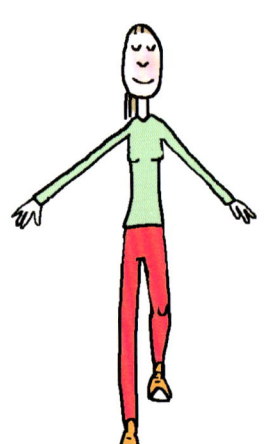
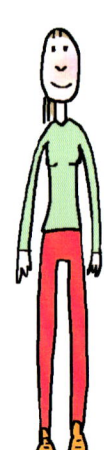

ÜBUNG DES TAGES
Propriozeption

Ausgangsposition: Mit beiden Füßen auf dem Boden stehen, aufrechte Körperhaltung, Arme sind am Körper.

Durchführung: Verlagern Sie das Körpergewicht auf ein Bein. Heben Sie das andere Bein an, indem Sie es leicht beugen. Strecken Sie die Arme aus, um das Gleichgewicht zu halten. Schließen Sie die Augen und versuchen, Sie die Position einige Sekunden zu halten.

Dauer & Zeitpunkt: 2 Runden jeweils 20 Sekunden. Nach jeder Trainingseinheit zusammen mit den Dehnübungen durchführen.

Ziel: Schult die Wahrnehmung des Körpers im Raum (Propriozeption), verbessert die Reflexe und die Standfestigkeit. Verringert die Verletzungsgefahr.

TRAININGSLOG

Ort

Wetter

Laufpartner

Laufzeit
Strecke km

Dehnübungen

Fitnessübungen

Gemütsverfassung

Schwierigkeiten

Zufriedenheit

Kalorien-Sünden

DER BONUS, DER MOTIVIERT
Madame 100 000 Volt

Nicht einmal Winston Churchill hegte heute noch Zweifel an der wohltuenden Wirkung, die Laufen auf die Gesundheit und speziell die körperliche Fitness hat. Die Vorzüge machen sich überall im Alltag bemerkbar: Sie fliegen die Treppen zum Büro rauf, sprinten dem Bus hinterher und erledigen Ihre Einkäufe am liebsten zu Fuß. Nirgendwo regt sich Widerstand. Was zu beweisen war. Obendrein schenkt Laufen Ihnen Vitalität, Widerstandskraft und mehr Effizienz. Kurz, Sie sind leistungsfähiger. Was will man mehr?

Tag 24

WOCHE 4

Vier Tage vor dem Ziel (eine Stunde ohne Unterbrechung laufen) steigt die Spannung. Und die Haxen zittern. Kein Grund, die Nerven zu verlieren. Schließlich haben Sie eine Siegerinnenmentalität und einen Körper aus Stahl ... Der Triumph ist Ihnen sicher.

 ## Pause!

Mittwoch, alles ist erlaubt, solange keine Laufeinheiten auf dem Programm stehen. Wie wär's mit etwas Häuslichkeit? Die ist erholsam und vollkommen angebracht. Also, sagen Sie Nein, wenn der Big Boss Sie zu einer Konferenz nach München schicken, Ihre Schwester mit Ihnen den allerneuesten Burger im allerneuesten Foodtruck ausprobieren oder Ihre Freundin Emmanuelle Sie abends mit zur Rumba schleppen will. Entspannen Sie sich, verwöhnen Sie Ihren Körper und drehen Sie in aller Ruhe Däumchen.

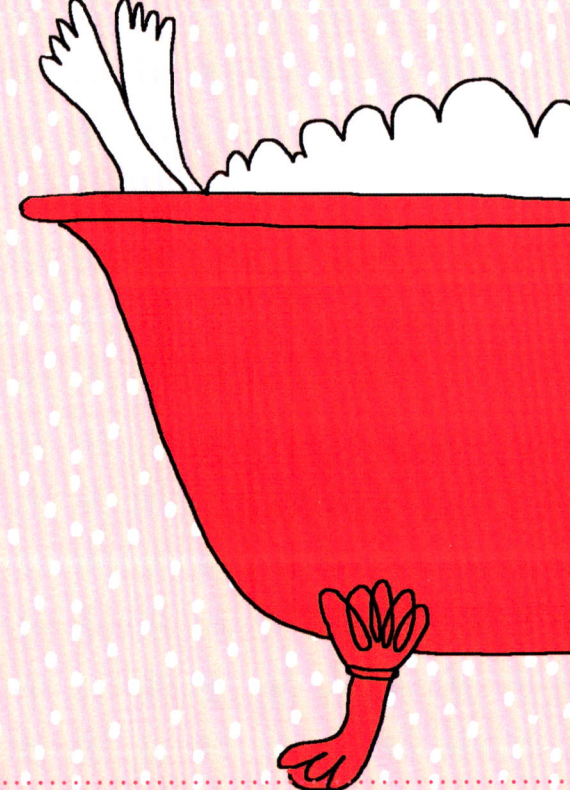

DAS LAUFBUCH FÜR FAULENZERINNEN

❗ Nur so eine idee

Hundertprozentiger Schutz für sensible Haut

Nach dem Training bemerken Sie auf Ihrer Haut punktförmige Verbrennungen oder Blutungen? Nur keine Panik, auch wenn die kleinen roten Flecken wehtun. Solche wunden Stellen entstehen, wenn sich Haut an Haut, Stoff oder einer Naht an der Kleidung reibt. Durch das ständige Scheuern löst sich die Schutzschicht der Haut ab, das Ergebnis sind kleine Verletzungen. Einige Körperzonen reagieren besonders sensibel: die Innenseiten der Oberschenkel und der Arme sowie der Oberkörper (Bauchnabel, Brust). Suchen Sie zuerst Ihre Kleidung nach Übeltätern (Nähten) ab und kleben Sie Heftpflaster über die gereizten Stellen. Tragen Sie im zweiten Schritt zur Vorbeugung eine reibungsmindernde Salbe auf. Das wirkt Wunder.

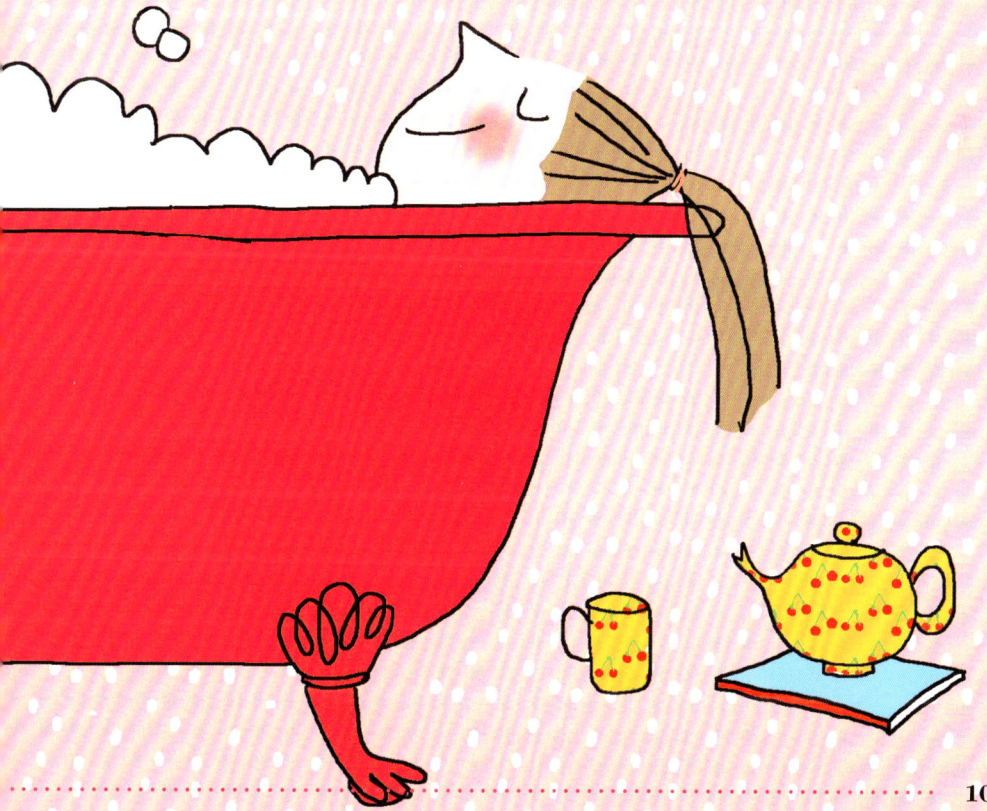

Tag 24 Woche 4

→ DAS ZEUG ZUM ERFOLG
EIN RAT ZUR FLÜSSIGKEITSZUFUHR

Ob warm oder kalt, es zählt der ausgeglichene Wasserhaushalt

Eine optimale Flüssigkeitsversorgung ist das A und O. Wenn es warm ist, denken wir automatisch daran. Bei Kälte oder in höheren Lagen vergessen wir dagegen schnell, dass wir regelmäßig trinken müssen. Die Gründe liegen auf der Hand: Unser Körper besteht zu 70 % aus Wasser. Ein Sportler verliert je nach Anstrengung und Umgebungstemperatur im Schnitt 0,5 bis 1 Liter Wasser pro Stunde, das ersetzt werden muss. Zusammen mit dem Schweiß scheiden wir auch Natriumchlorid, Kalium, Magnesium und Kalzium aus – die wiederum Bestandteile sowohl stiller als auch kohlensäurehaltiger Mineralwasser sein sollten. Werfen Sie einen Blick auf das Etikett, bevor Sie Ihr Wasser kaufen, und trinken Sie regelmäßig alle 10 Minuten einen Schluck.

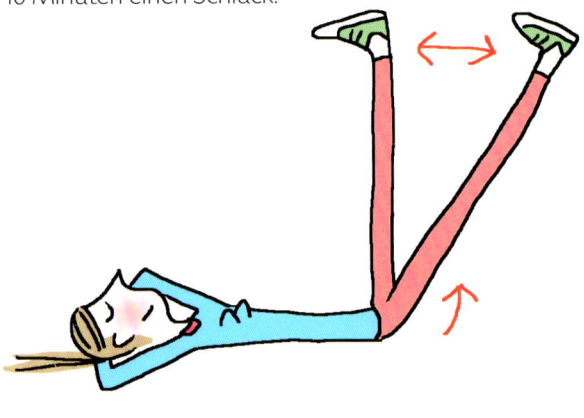

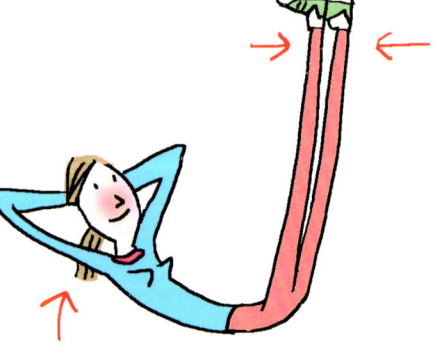

Beim Ausatmen den Oberkörper anheben.

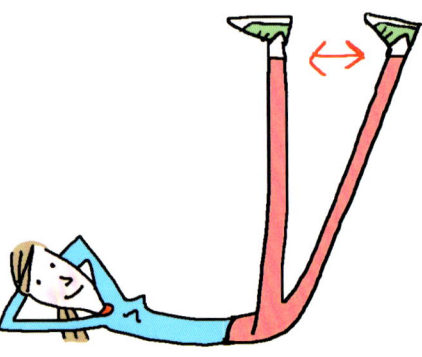

ÜBUNG DES TAGES
Bauchmuskeln und Adduktoren

🔸 **Ausgangsposition:** Legen Sie sich auf den Rücken und spannen Sie die Bauchmuskeln an. Die Hände sind hinter dem Kopf verschränkt, ohne ihn zu halten.

🔸 **Durchführung:** Die (gestreckten) Beine bis über das Becken anheben und grätschen. Beine wieder schließen und den Oberkörper anheben. Diese Position 1 bis 2 Sekunden halten, langsam wieder in die Ausgangslage zurückkehren: Oberkörper ablegen, Beine grätschen. Atmen Sie beim Anheben aus und beim Ablegen ein.

🔸 **Dauer & Zeitpunkt:** 5 Runden à 20 bis 30 Wiederholungen, dazwischen anderthalb Minuten Erholung. Als Fitnesstraining durchführen.

🔸 **Ziel:** Körpergleichgewicht und Motorik verbessern.

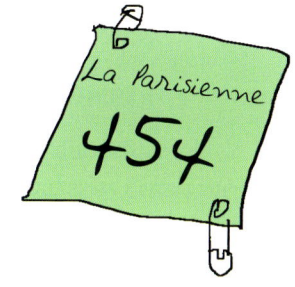

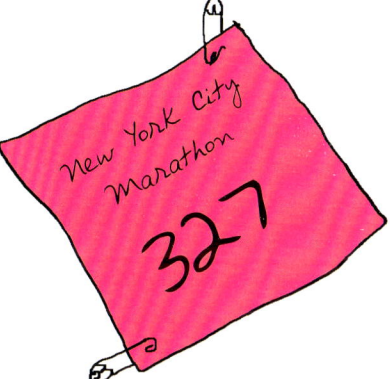

DIE RETTUNG!
Keine Nummer ohne Nadeln

Sie haben sich gedacht, Sie halten Ihre Startnummer während des Laufs am besten in der Hand oder stecken sie sich zwischen die Zähne? Vergessen Sie diese Lachnummer gleich wieder und packen Sie fünf oder sechs Sicherheitsnadeln ein: vier, um die Startnummer an Ihrem Shirt zu befestigen, und zwei als Reserve, damit Sie die anderen nicht im Heuhaufen suchen müssen, oder Freunden und Zufallsbekanntschaften aus der Patsche helfen können. Zwei mehr können nicht schaden. Ein Tipp: Entfernen Sie die Nadeln nach dem Wettkampf schnell wieder. In Kontakt mit Schweiß (Verlust von Salz und Wasser) können sie oxydieren und Rostflecken auf Ihrem Lieblingstop hinterlassen.

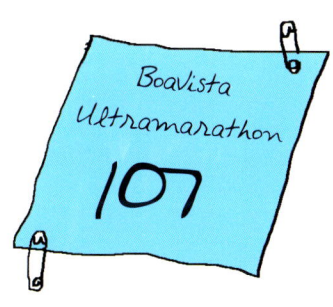

Tag 25
WOCHE 4

Ihr Tunnelblick ist ganz auf das große Ziel gerichtet? Yallah! Super. Jetzt nicht übermütig werden. Extravaganzen kämen Sie teuer zu stehen, und das auch noch im denkbar ungünstigsten Moment. Vergessen Sie nicht, dass Sie einen weiten Weg gegangen sind. Hören Sie auf Ihren Körper, fokussieren Sie sich und bleiben Sie locker. Dann haben Sie den Sieg in der Tasche.

Trainingseinheit des Tages

Auf dem Programm stehen Fitnesstraining und Körperertüchtigung an der frischen Luft. Starten Sie mit 10 Minuten Joggen, damit Ihnen warm wird und das Herz auf Trab kommt. Warm-ups in bewährter Manier. Danach Übungen zur Verbesserung der Trittsicherheit und Lauftechnik. Suchen Sie sich einen abgelegenen Weg, auf dem Sie mindestens 50 Meter Platz haben, und beginnen Sie mit einer Runde Anfersen. Nichts leichter als das. Gehen Sie zum Ausgangspunkt zurück. Nutzen Sie die Erholungsphasen, um kräftig durchzuatmen: Beim Einatmen wölbt sich der Bauch, beim Ausatmen zieht er nach innen. Weiter geht's mit Kniehebelauf, Sie kommen sich ein bisschen albern vor. Dann eine Runde Einbeinsprünge und eine Kratzfüße. Schließen Sie den Trainingsteil mit einer Runde Sprünge ab. Das Beste zum Schluss. Nehmen Sie sich 5 Minuten Zeit, um den Puls wieder runterzubringen, sammeln Sie sich, und trinken Sie einen Schluck Wasser. Wie das alles flutscht. Suchen Sie sich ein Rasenstück für 3 Runden à 8 Sit-ups. Oberkörper anheben und ausatmen, ablegen und einatmen. Bis es brennt. Dann 3 Runden Sit-ups überkreuz: die Knie sind gebeugt, der Oberkörper ist etwas angehoben. Versuchen Sie, mit der linken Hand das rechte Fußgelenk zu berühren und mit der rechten das linke. Erholen Sie sich: Legen Sie sich auf den Rücken und machen Sie sich ganz lang. Die Arme sind nach hinten, die Füße nach vorn ausgestreckt. Einmal auf die Schulter klopfen, weiter geht es mit 2 Runden à 8 halbe Liegestütze. Den Höhepunkt bildet der Unterarmstütz. Genug der Qualen, umsorgen Sie Ihren Körper mit Dehnübungen. Rücken, Oberschenkel, Waden …

❗ NUR SO EINE IDEE
Mit den Hühnern schlafen gehen

Sie sind Feuer und Flamme, kommen gar nicht mehr zur Ruhe. Morgens, mittags, abends … Ihr Leben ist ein einziger Balanceakt zwischen Familie, Beruf und Sport. Vergessen Sie nicht, ab und an eine Pause einzulegen und erst recht nicht, genug zu schlafen. Die Zeiten, in denen Sie bis 2.00 Uhr morgens aufgeblieben sind, um die letzte Folge von *Homeland* Staffel 2 nicht zu verpassen, sind vorbei. Auch die Abendessen um 22.30 Uhr, weil Ihr Angebeteter so spät von der Arbeit kommt, gehören der Vergangenheit an. Essen Sie spätestens drei Stunden vor dem Schlafengehen zu Abend. Nehmen Sie Ihre Mahlzeiten zu festen Zeiten ein und folgen Sie Ihrem natürlichen Schlafrhythmus (leider kein Freibrief, erst um 11.00 im Büro aufzukreuzen). Einmal kräftig gähnen und hopp, in die Heia.

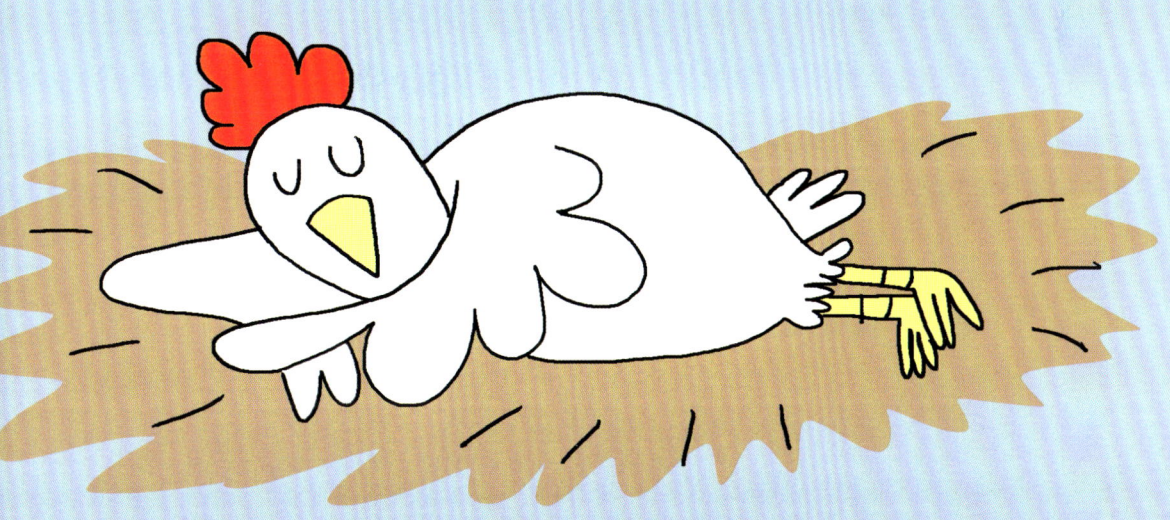

Tag 25 woche 4

➡ DAS ZEUG ZUM ERFOLG
EIN RAT ZUR GESUNDHEIT

Müde, ja, völlig erledigt, nein!

Überspannen Sie den Bogen nicht und nehmen Sie, wenn nötig, den Fuß vom Gaspedal. Müde dürfen Sie nach dem Lauftraining sein, aber nicht völlig kaputt. Bettreif die Endorphin-Welle surfen, ja. Abgekämpft und vom Training angewidert, nein. Das Gedächtnis (und der Körper) speichert diese Emotionen. Sie sind der Motor Ihrer Leidenschaft und sorgen dafür, dass sie weitertrainieren wollen. Wenn Sie nach dem Training fix und foxi sind, wird Ihnen früher oder später schon beim Gedanken an das nächste Mal übel. Sie riskieren, sich die Lust am Laufen zu verderben. Setzen Sie also Ihre Kräfte sparsam ein, wenn Sie langfristig durchhalten wollen.

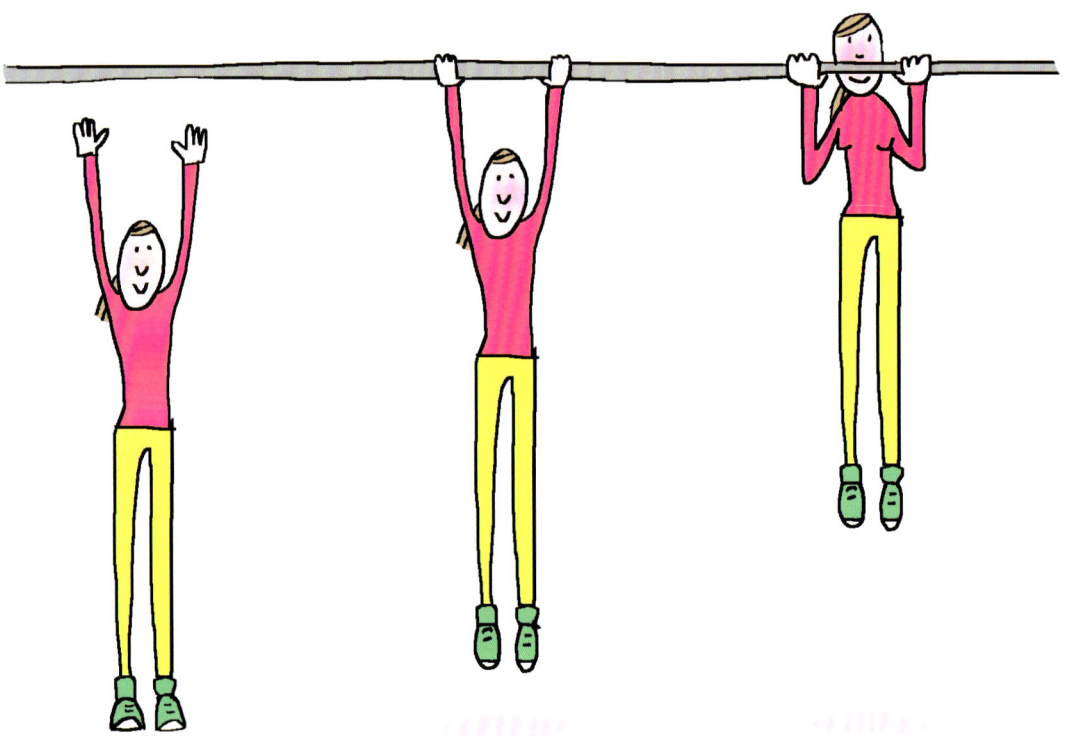

⭐ ÜBUNG DES TAGES
Klimmzüge für Rücken und Arme

🔸 **Ausgangsposition:** Unter die Stange stellen, gerader Rücken, Körperspannung.

🔸 **Durchführung:** Die Ellbogen eng am Körper halten, die Hände schulterbreit auseinander. Greifen Sie die Stange mit beiden Händen (Handflächen zeigen nach hinten) und versuchen Sie, sich mit gestreckten Beinen so weit hochzuziehen, bis Sie mit dem Kinn über die Stange kommen. Halten Sie die Position kurz und kommen Sie wieder runter.

🔸 **Dauer & Zeitpunkt:** 5 Runden à 1 bis 3 Wiederholungen (oder mehr, wenn Sie es schaffen), dazwischen anderthalb bis 2 Minuten Erholung. Nach dem Lauftraining, zum Beispiel an einer Sprossenwand, durchführen.

🔸 **Ziel:** Oberkörper, Rücken und Arme kräftigen, Haltung verbessern.

DIE RETTUNG!
Der Chip

In dem Umschlag, der Ihnen vor einem Wettkampf überreicht wird, finden Sie außer der Startnummer auch ein seltsames Plastikding. Das ist ein Chip, eine Art Sender, den Sie an Ihrem Schuh befestigen (viel Erfolg, wenn Sie's das erste Mal versuchen …) und der zur Identifizierung und zur Zeitnahme dient. Sobald Sie auf die Kontaktmatten am Start, auf der Hälfte der Laufstrecke und im Ziel treten, sendet der Chip ein Signal. So wird Ihre offizielle Laufzeit ermittelt. Nach dem Wettkampf wird der Chip von den freiwilligen Helfern mit einem Taschenmesser oder einer Schere entfernt. Schnipp, Schnapp, schon ist er wieder ab.

TRAININGSLOG

Ort

Wetter

Laufpartner

Laufzeit
Strecke km

Dehnübungen

Fitnessübungen

Gemütsverfassung

Schwierigkeiten

Zufriedenheit

Kalorien-Sünden

Tag 26

WOCHE 4

Liebe Faulenzerin, Sie sind auf dem besten Wege, eine Spitzenläuferin zu werden. Ihre Freundinnen können es nicht fassen, Ihre Schwester ist völlig baff. Ihre Kinder, Patenkinder, Neffen und Nichten lassen nicht locker, bevor Sie sie mit zum Laufen nehmen. Sie sind ein Star!

Pause!

Diese Woche sind Sie nicht viel gelaufen. Stattdessen haben Sie Ihren Körper mit wohltuender Erholung und Fitnessübungen auf Vordermann gebracht. Sie konnten Energie tanken und Kraftreserven anlegen, und sind jetzt bestens für Ihr großes Vorhaben in zwei Tagen gewappnet. Ihre untätigen Beine zappeln schon vor Ungeduld. Um sie zu lockern, ist eine einstündige Massage genau das richtige. Sie schließen die Augen, lassen sich von der Wärme einlullen und von sanften Klängen und dem Duft ätherischer Öle betören. Spannungen, die sich in Körper und Kopf angestaut haben, fallen einfach von Ihnen ab. Wie gut das tut …

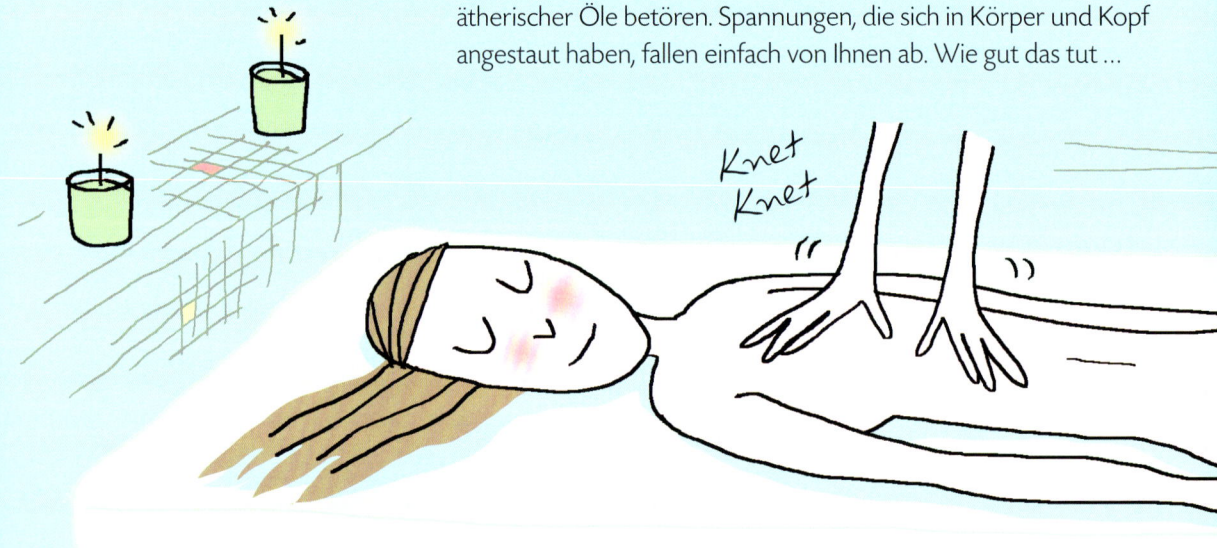

❗ Nur so eine idee
Ab in die Muckibude ...

Als Zumba- oder Pilates-Fan sind Sie natürlich längst Mitglied in einem Fitnessstudio. Ausgezeichnet, denn Ihr Lauftraining können Sie ab jetzt auch dort absolvieren. Auf dem Laufband sind Sie vor Kälte und Nässe geschützt und können während des Trainings Lady Gaga hören oder *Sex and the City* gucken. Schlagen Sie der Trainingsmonotonie ein Schnippchen, Sie werden sehen, die Zeit vergeht wie im Flug. Ein weiterer Vorteil: Das Laufband dämpft den Aufprall. Gelenke, Wirbelsäule und Knie werden weniger in Mitleidenschaft gezogen als beim Laufen in der Natur. Und wenn Sie schon da sind, warum nicht mal einen Spinning- oder Steppaerobic-Kurs besuchen? Macht Laune und hat praktisch den gleichen Trainingseffekt.

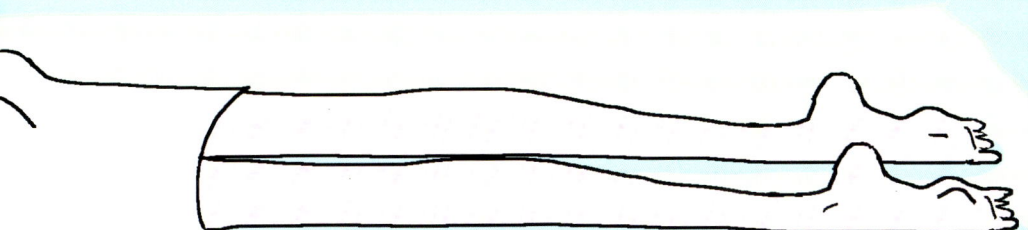

Tag 26 WOCHE 4

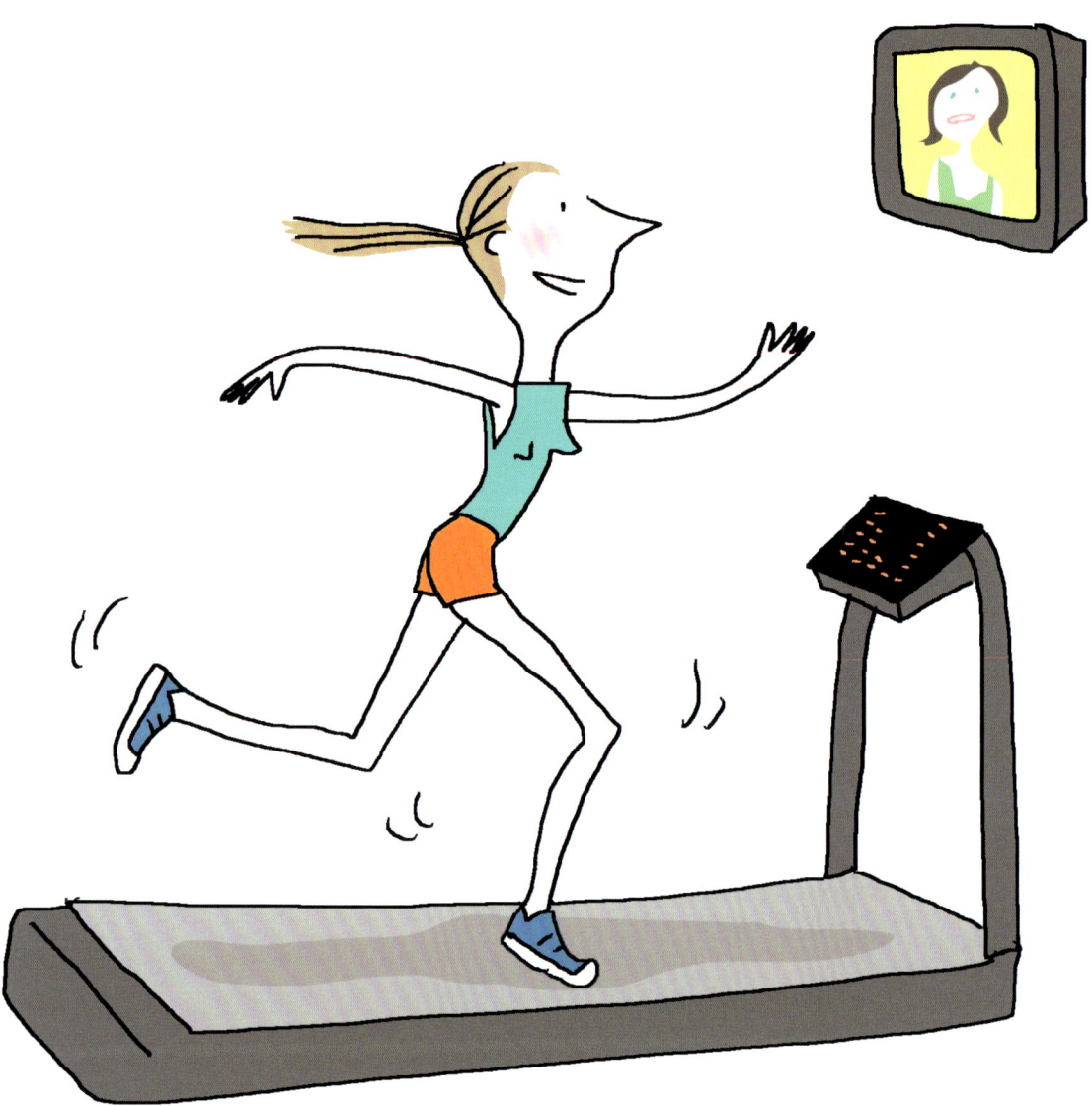

ÜBUNG DES TAGES
Die Lendenwirbel

● **Ausgangsposition:** Auf den Bauch legen, Arme nach vorn und Füße nach hinten ausstrecken. Bauch einziehen, Bauchmuskeln anspannen.

● **Durchführung:** Gleichzeitig Ober- und Unterkörper anheben. Brust und Knie heben nur leicht vom Boden ab. Der Blick geht nach unten, das Kinn zieht zur Brust.

● **Dauer & Zeitpunkt:** Beim ersten Mal die Position 15 bis 20 Sekunden halten. Dann 4 Runden à 30 Sekunden. Machen Sie nach jeder Runde eine kurze Pause. Gegen Ende des Fitnesstrainings durchführen.

● **Ziel:** Kräftigt die Lendenwirbelsäule und beugt so Rückenschmerzen vor, die viele Anfängerinnen plagen.

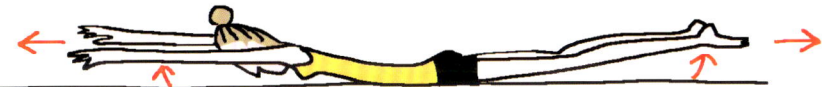

DIE RETTUNG!
Auf Sparflamme ...

Ja, auch Sie haben es schon getan, liebe Faulenzerin! Nicht rot werden. Die Versuchung ist immer da (es ist ja auch kein Verbrechen). Auf Sparflamme laufen Sie, wenn Sie nicht von Anfang an die volle Leistung bringen, um am Ende eines Laufs oder eines Trainings noch Energie übrig zu haben. Das machen Sie entweder, weil Sie sich zu wenig zutrauen, oder aber weil Sie strategisch vorgehen, etwa um Überholungsmanöver besser abwehren zu können. Tricks, die Sie noch früh genug lernen werden ...

Tag 27

WOCHE 4

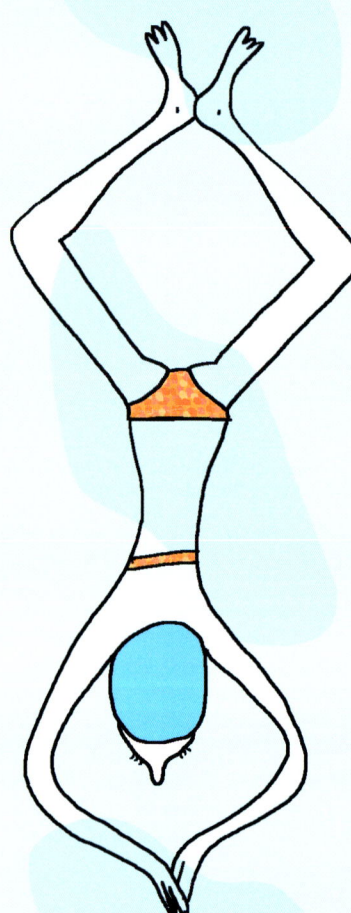

Morgen ist es so weit … Die Spannung steigt. Der großen Worte sind genug gesagt, Sie wollen jetzt nur noch überzeugen. Trifft sich gut, denn genau das werden Sie tun. Bis heute haben Sie sich eisern an unser Programm gehalten, was soll da schiefgehen? Lassen Sie sich nicht beirren. Wir glauben an Sie!

✱ *Trainingseinheit des Tages*

Das erste Mal vergisst man nicht so schnell. In einem Anfall von Nostalgie kehren Sie an den Ort zurück, wo Sie Ihr erstes Training absolviert haben. Fast einen Monat ist das her. Ihre beste Freundin Stéphanie hat ewig versucht, Sie zum Laufen zu animieren. Irgendwann waren Sie weich geklopft. Mit ausgeleiertem Agganzug und ausgelatschten Turnschuhen bewältigten Sie Laufen und Gehen im Wechsel so gut es eben ging. Schon nach 100 Metern wären Sie beinahe umgekippt, völlig aus der Puste und das Gesicht rot wie eine Tomate. Auf einmal Seitenstechen, Sie sind gelaufen wie Quasimodo. Ein paar beherzte Fußgänger besaßen sogar die Frechheit, Sie zu überholen. Im Schneckentempo brachten Sie die Trainingseinheit doch noch zum Abschluss, der Atem stockte, jeder Fuß schien einen Bremsklotz vor sich herzuschieben. Heute traben Sie leicht und elegant. Ihre Lauftechnik ist dynamisch, Sie sind schnell wie der Blitz. Die 25 Minuten Joggen haben ihren eigenen Rhythmus, weil Sie gekonnt kleine Tempowechsel einbauen. Vor drei Wochen, als Sie nach nur 1 Minute Laufen erst mal wieder zu sich kommen mussten, war daran nicht zu denken. Heute haben Sie ein kräftiges Herz und können jederzeit einen Gang zulegen. Längere Strecken haben für Ihre Beine ihren Schrecken verloren. Die Füße rollen automatisch ab. Ihre Fußgelenke winden sich nicht mehr wie ein Scoubidou unter dem Gewicht Ihres Körpers (mittlerweile um ein paar überflüssige Pfunde leichter). Die Kraftübungen haben Ihnen Beine aus Stahl und einen festen, sicheren Tritt beschert. Nach Ihrer ersten Trainingseinheit waren Sie erschöpft und, geben Sie es ruhig zu, ein Stück weit desillusioniert. Sie hatten null Spaß an der Sache. Heute sind Sie nach dem Dehnprogramm schlicht und einfach in Bombenform. Und das nur einen Monat später, welch eine Freude!

❗ Nur so eine idee

Im Schwimmbad mit Camille, Michael und Co.

Fahrradfahren als Alternative oder ergänzend zum Lauftraining haben Sie schon ausprobiert. Heute versuchen Sie es einmal mit Schwimmen, das beansprucht Muskeln und Herz nicht so stark wie der Laufsport. Kraulen ist der Schwimmstil, der den Körper am wenigsten belastet – vorausgesetzt Sie beherrschen Michael Phelps' gewiefte Technik. Falls nicht, bleiben Sie beim Brustschwimmen, auch wenn Knie, Hüften und Halswirbel dabei ein wenig mehr auszuhalten haben. So oder so, genießen Sie die Tatsache, dass es im Wasser wohlig warm ist, während draußen eine Kaltfront ihr Unwesen treibt.

Zahlen-memo

- **Dauer**
  (im Kalender eintragen)
  35 Minuten

- **Zauberformel**
  (auf einen Zettel schreiben und in die Hosentasche stecken)
  **10' Gehen
  + 25' Joggen**

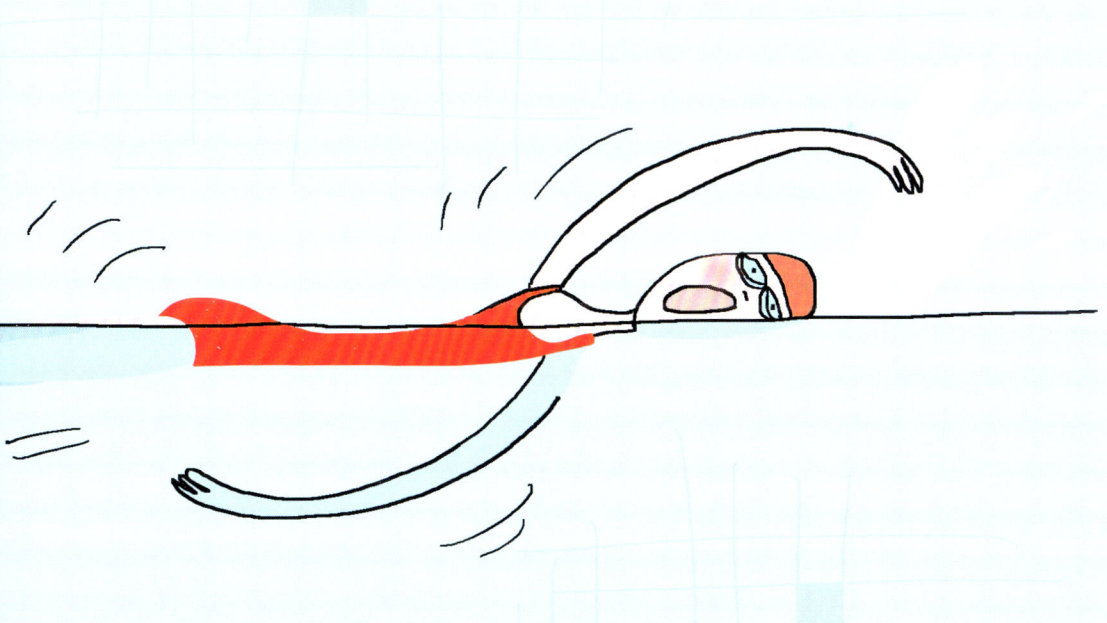

Tag 27 woche 4

→ Das zeug zum erfolg
Ein rat zum training

Natur pur, aber mit Fantasie

Laufen Sie ab und an in der freien Natur, um Stress abzubauen und Abwechslung ins Training zu bringen. Wählen Sie einen Tag, an dem Sie nicht unter Zeitdruck stehen und kein Laufziel erreichen müssen, damit Sie es gelassen angehen können. Lassen Sie sich von der Umgebung zu ein paar Trainingsspielen inspirieren. Was immer geht: eine ausgedehnte Runde Joggen und dabei nichts tun, als bewusst größere Schritte machen und die Landschaft betrachten. Ein Reh, das aufschreckt, die ersten Steinpilze, die Sonne, die durchbricht und Sie wärmt. Das wäre die Variante für die ZGF (ziemlich große Faulenzerin). Alle anderen haben sicher Spaß daran, sich beim Intervalltraining statt an der Stoppuhr mal an Bäumen oder Steinen zu orientieren. Bis zur Kastanie beschleunigen, kurze Erholungsphase bis zur Gabelung da vorn, und noch eine Runde Traben bis zum nächsten Holzpolter. Was wir hier vorschlagen, ist nichts anderes als das bei unseren schwedischen Läuferfreunden so beliebte Fahrtspiel. Sie steigern damit nicht nur Ihre Leistung, Sie kommen sich auch gleich viel cooler vor und schnappen viel frische, heilsame Luft.

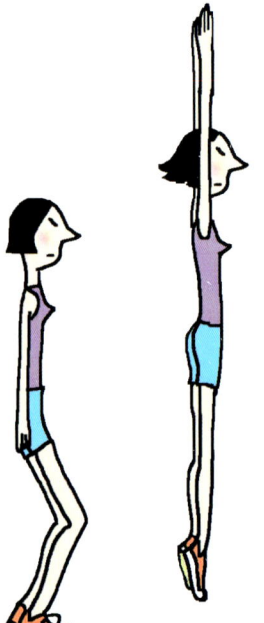
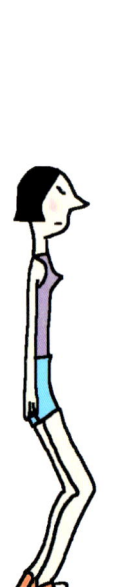
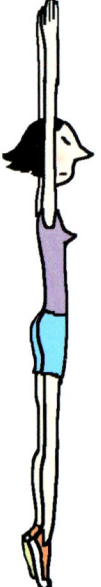
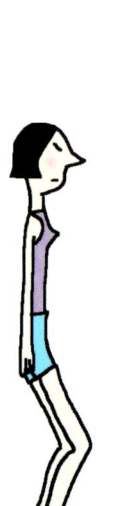
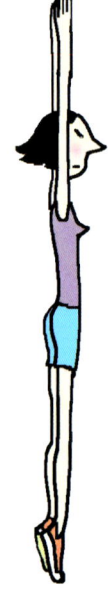
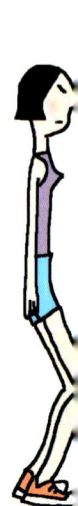

ÜBUNG DES TAGES
Strecksprung für Schultern und Po

🔸 **Ausgangsposition:** Im Stand die Knie beugen, die Arme dicht an den Körper nehmen.

🔸 **Durchführung:** Strecken Sie die Beine und drücken Sie sich mit den Füßen kraftvoll vom Boden ab, um sich nach oben zu katapultieren. Gleichzeitig die Arme über den Kopf strecken. Bei der Landung fest mit den Füßen auf dem Boden aufsetzen und sicher stehen, bevor Sie erneut hochspringen. Führen Sie den Sprung bewusst und nicht zu schnell aus.

🔸 **Dauer & Zeitpunkt:** 4 Runden jeweils 10 Mal, dazwischen 1 Minute Erholung. Direkt vor oder nach dem Laufen oder als Fitnesstraining durchführen.

🔸 **Ziel:** Fördert Kraft und Koordination und verbessert so die Lauftechnik.

TRAININGSLOG

Ort

Wetter

Laufpartner

Laufzeit
Strecke km

Dehnübungen

Fitnessübungen

Gemütsverfassung

Schwierigkeiten

Zufriedenheit

Kalorien-Sünden

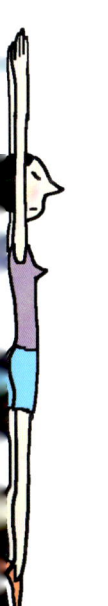
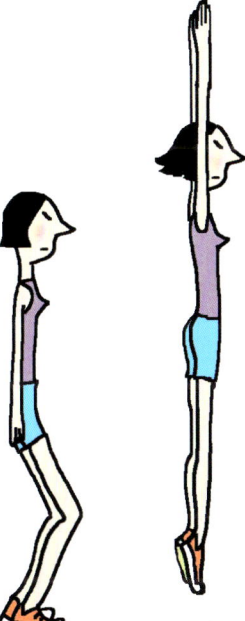
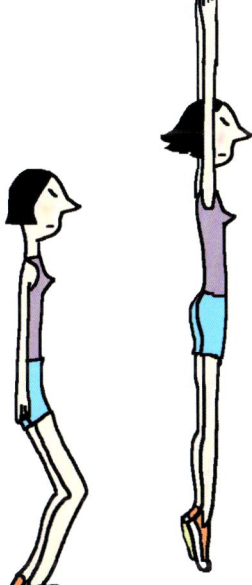

Tag 28

WOCHE 4

Es ist so weit, die Stunde der Wahrheit ist gekommen! Sie sind bereit für Ihren großen Auftritt, auf den Sie sich einen Monat vorbereitet haben. Weil Rückhalt guttut, haben Sie sich zwei Sonnyboys dazugeholt, die Ihnen Feuer unterm Hintern machen sollen. Es ist der erste Tag Ihres restlichen Lebens. Die Zukunft sieht rosig aus. Faulenzerinnenehrenwort.

 ### Trainingseinheit des Tages

Der große Tag ist da, Sie fühlen sich nicht ganz wohl in Ihrer Haut. Feuchte Hände, flaues Gefühl im Magen, Kloß im Hals ... Ihr Körper signalisiert Panik. An Ihrer Seite zwei Schutzengel, Laufprofis, die Sie in der nächsten Stunde nicht aus den Augen lassen werden. Glück. Aber auch ganz schön viel Druck. Die Jungs super gelassen, Sie mit den Nerven runter. Es geht in die Aufwärmphase: 10 Minuten, um runterzukommen und Ihren Rhythmus zu finden. Ganz gemächlich. Geht doch. Ihre beiden Coaches arbeiten mit verteilten Rollen. Einer gibt Ratschläge, der andere unterhält Sie. Sie hören ganz gelehrig zu. Nichts und niemand sonst existiert. Die Landschaft und die Minuten ziehen vorüber, ohne dass Sie es merken. Sie fühlen sich gut. So gut wie noch nie ... Der Stoppuhr-Beauftragte informiert Sie in regelmäßigen Abständen über Ihre Laufzeit pro Kilometer. Er wirkt zufrieden. Sie sind es auch. Ihr zweiter Bodyguard reicht Ihnen die Wasserflasche. Sie schreiben weiter Heldengeschichte ... Kleine Steigung voraus? Sie halten das Tempo, nur Herz- und Atemfrequenz erhöhen sich. Bergab laufen Ihre Beine von alleine, leicht und locker. Schon sind 30 Minuten vorbei. Sie fühlen sich unbesiegbar. Sie lenken Ihre Aufmerksamkeit auf die Szenerie und bewältigen mühelos die 40-Minuten-Hürde. Keine Sorge, erste Anzeichen von Müdigkeit sind nach einem Stückchen Zucker und einem großen Schluck Wasser im Nu verschwunden. Da passen Ihre Begleiter schon auf ... Kapitulieren ist keine Option. Vielleicht laufen Sie langsamer, aber Sie laufen. Denn Sie wollen es. Halten Sie mit, wenn die Jungs schneller werden. Die letzten Sekunden wird gesprintet. Die Pulsuhren piepsen. Das war's, Sie haben es geschafft!

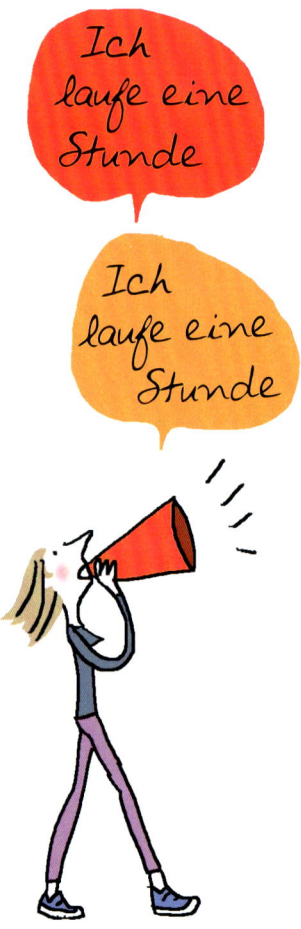

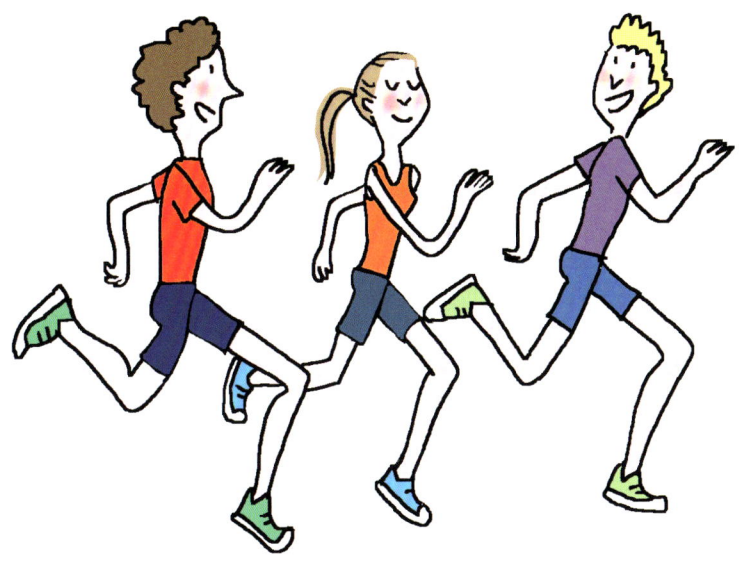

> ### Zahlen-Memo
>
> • **Dauer**
> *(im Kalender eintragen)*
> 1 Stunde
>
> • **Keine Zauberformel:**
> 1 Stunde ohne
> Unterbrechung laufen

Die rettung!
Augen auf beim Hügellauf

Das Laufen in der Natur hat Ihnen neulich so gefallen, dass Sie nun vom Trailrunning träumen? Nur zu, aber machen Sie sich vorher mit dem Thema vertraut, damit Sie nicht mitten in den Bergen stecken bleiben. Beim Trail wird die Strecke nicht nur in Kilometern, sondern auch in Höhenmetern angegeben, die ein Hinweis auf den Schwierigkeitsgrad des Laufs sind. Zur Berechnung werden die Höhenunterschiede aller Steigungen (+) und aller Gefälle (–) zusammengerechnet, das Ergebnis nennt man die aussummierte Höhendifferenz. Den höheren Zeit- bzw. Energiebedarf muss man einplanen! Dabei können Sie nach einer Faustformel rechnen: 1000 positive Höhenmeter entsprechen 10 km in flachem Gelände. Wenn Sie also nicht von der Dunkelheit überrascht werden oder unter freiem Himmel nächtigen wollen …

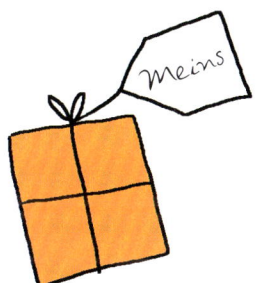
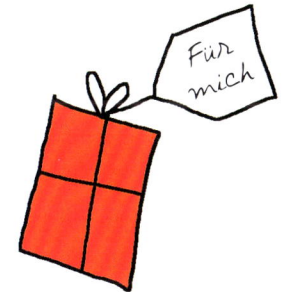
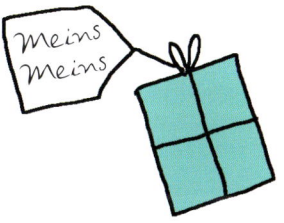

Tag 28 WOCHE 4

→ DAS ZEUG ZUM ERFOLG
EIN RAT ZUR BEKLEIDUNG

Mut zu Tights!

Mit den Shorts haben Sie sich bereits angefreundet und Ihre Beine so von Zwängen befreit. Nur wird es langsam kalt, also lieber wieder mehr Stoff als weniger. Wenn die Temperaturen sinken, sind warme Tights einfach ideal. Das elastische Material ist angenehm zu tragen und leitet den Schweiß ab. Praktisch sind sie außerdem: Die Weite lässt sich durch einen Tunnelzug in der Taille regulieren, in einer kleinen Tasche mit Reißverschluss ist Platz für den Hausschlüssel. Sie müssen nur Ihre Scham überwinden, wenn Sie das erste Mal in Tights auf die Straße gehen. Ist das geschafft (warten Sie's ab, so schlimm ist es gar nicht), werden Sie den Komfort eines solchen Winterfells nicht mehr missen wollen. Wir könnten schwören!

DER BONUS, DER MOTIVIERT
Laetitia Castas Po

Läuferinnen haben schöne Beine – und einen wohlgeformten Hintern. Wunderbar, endlich wieder so stramm und straff wie mit 18. Reiterhosen haben keine Chance, weil Laufen sowohl die Gesäß- als auch die äußeren Oberschenkelmuskeln trainiert. Mit den Gesäßmuskeln strecken und beugen wir den Oberschenkel. Sie halten beim Schrittwechsel die Hüfte stabil und arbeiten in Beschleunigungsphasen auf Hochtouren. Dass sie so wertvolle Dienste leisten, hätten Sie gar nicht gedacht? Ein Grund mehr, ihnen die gebührende Aufmerksamkeit zu schenken und sie nach dem Training gut zu dehnen.

Ebenfalls lieferbar:

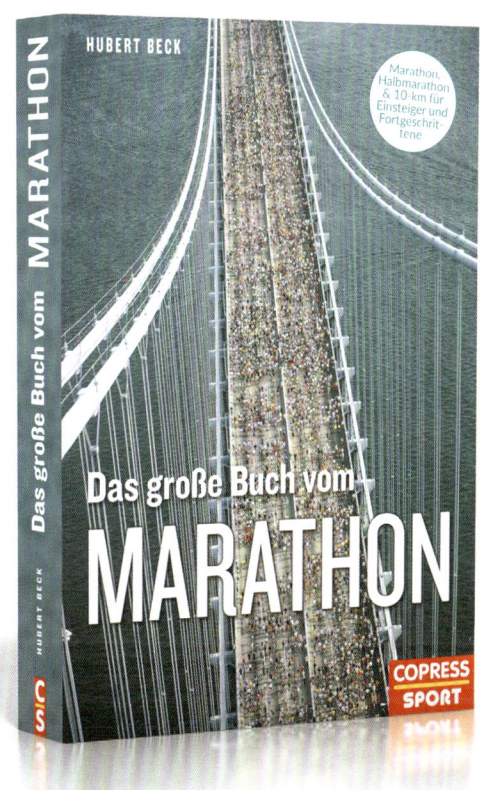

Hubert Beck

Das große Buch vom Marathon
Lauftraining mit System

384 Seiten, € 24,90 [D] – € 25,60 [A]
ISBN: 978-3-7679-1260-1

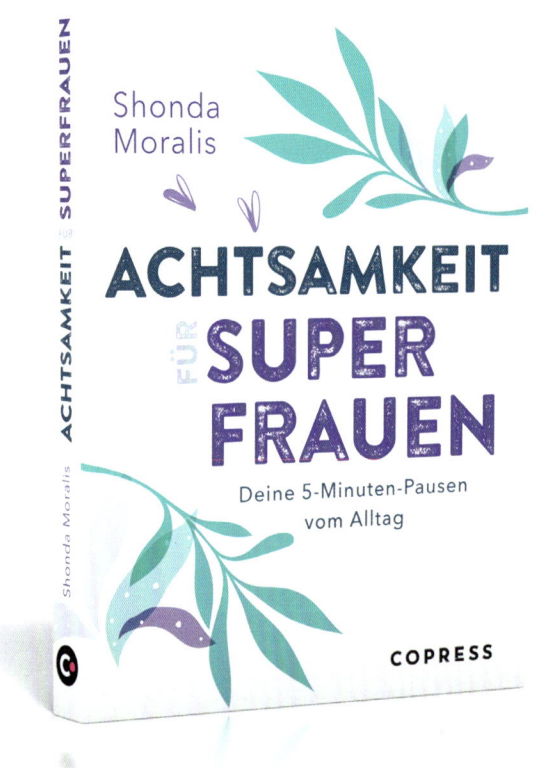

Shonda Moralis

Achtsamkeit für Superfrauen
5-Minuten-Pausen vom Alltag

216 Seiten, € 19,90 [D] – € 20,50 [A]
ISBN: 978-3-7679-1274-8